牙周病学

第2版

原　著　日本全国齿科卫生士教育协议会

主　审　江　泳　汪玉林

总主译　李秀娥

主　译　李秀娥　胡菁颖

副主译　王春丽　马桂娟

秘　书　黄燃丽　李　莉

译　者（按姓氏笔画排序）

马桂娟　马晓雯　王春丽　代　丽　刘　越

刘海凤　李　莉　李文文　李秀娥　吴　迪

张立超　胡菁颖　息思扬　郭佩华　黄燃丽

崔　静　梁天一　蔡　宇

审　校（按姓氏笔画排序）

马桂娟　王春丽　刘　越　安　娜　李　莉

李静文　迟晓培　胡菁颖　夏　斌　黄燃丽

甄　敏　廖雁婷

人民卫生出版社

·北京·

The Newest Series of Textbook for Dental Hygienists-Periodontology, 2nd ed.
Copyright © Ishiyaku Publishers, Inc. 2006, 2015.
All rights reserved.
First original Japanese edition published by Ishiyaku Publishers, Inc. Tokyo, Japan.
Chinese (in simplified character only) translation rights arranged with Ishiyaku Publishers, Inc. Tokyo, Japan. through
CREEK & RIVER Co., Ltd. and CREEK & RIVER SHANGHAI Co., Ltd.

图书在版编目（CIP）数据

牙周病学 / 日本全国齿科卫生士教育协议会原著；
李秀娥, 胡菁颖主译 . —北京：人民卫生出版社，
2022.11
　　ISBN 978-7-117-33334-4

　　Ⅰ. ①牙…　Ⅱ. ①日…　②李…　③胡…　Ⅲ. ①牙周病
–诊疗　Ⅳ. ①R781.4

中国版本图书馆 CIP 数据核字（2022）第 120324 号

人卫智网	www.ipmph.com	医学教育、学术、考试、健康，
		购书智慧智能综合服务平台
人卫官网	www.pmph.com	人卫官方资讯发布平台

图字：01-2019-5466 号

牙 周 病 学
Yazhoubingxue

主　　译：李秀娥　胡菁颖
出版发行：人民卫生出版社（中继线 010-59780011）
地　　址：北京市朝阳区潘家园南里 19 号
邮　　编：100021
E - mail：pmph @ pmph.com
购书热线：010-59787592　010-59787584　010-65264830
印　　刷：三河市宏达印刷有限公司（胜利）
经　　销：新华书店
开　　本：787×1092　1/16　印张：13　字数：316 千字
版　　次：2022 年 11 月第 1 版
印　　次：2022 年 11 月第 1 次印刷
标准书号：ISBN 978-7-117-33334-4
定　　价：158.00 元

打击盗版举报电话：010-59787491　E-mail：WQ @ pmph.com
质量问题联系电话：010-59787234　E-mail：zhiliang @ pmph.com
数字融合服务电话：4001118166　E-mail：zengzhi @ pmph.com

● 执笔（按编写顺序排列）

伊藤　公一	日本大学名誉教授，前日本大学歯学部歯周病学講座教授
申　　基喆	明海大学歯学部教授
古市　保志	北海道医療大学歯学部教授
栗原　英見	広島大学大学院医系科学研究科歯周病態学研究室教授
藤田　　剛	広島大学大学院医系科学研究科歯周病態学研究室准教授
髙柴　正悟	岡山大学大学院医歯薬学総合研究科教授
小方　頼昌	日本大学松戸歯学部歯周治療学講座教授
野村　正子	日本歯科大学東京短期大学准教授
高阪　利美	愛知学院大学短期大学部歯科衛生学科教授
永井由美子	東京歯科大学短期大学講師
荒木　美穂	朝日大学歯科衛生士専門学校教務主任
鍵和田優佳里	神奈川歯科大学短期大学部客員教授
麻賀多美代	千葉県立保健医療大学教授

● 编委

松井　恭平	元千葉県立保健医療大学教授
申　　基喆	明海大学歯学部教授
栗原　英見	広島大学大学院医系科学研究科歯周病態学研究室教授
白鳥たかみ	東京歯科大学短期大学歯科衛生学科講師
高阪　利美	愛知学院大学短期大学部歯科衛生学科教授

俞光岩序

　　口腔专科护士是口腔医学团队中不可或缺的重要组成部分,在口腔疾病的防治中发挥重要作用。我国的口腔专科护士制度正在逐步建立和完善中,口腔专科护士的在职培训是提高口腔专科护理水平的重要环节。中华口腔医学会成立了口腔专科护士在职培训工作委员会,对口腔专科护士在职培训的管理、教学大纲制定以及培训基地遴选提出指导性意见。高水平的培训用书是确保培训质量、实现培训水平同质化的关键点。

　　日本的口腔卫生士工作内容和我国口腔专科护士相类似,其院校培养始于1949年,1992年实行口腔卫生士资格认证,确立了执业范畴。日本的口腔卫生士制度已有70余年历史,在教材编写上也积累了较为成熟的经验。这套最新口腔卫生士教材是由日本长期从事口腔卫生士培养的教育家及从事口腔医疗工作的资深专家共同执笔完成的,是保证口腔卫生士专业水准的实用性教材。

　　中华口腔医学会口腔护理专业委员会副主任委员、中华口腔医学会第五届理事会理事、北京大学口腔医院护理部李秀娥主任组织翻译了本系列教材,可以作为我国口腔专科护理教育体系和教材的构建、口腔专科护士执业化及在职培训工作的重要参考资料。译者们是北京大学口腔医院常年工作在临床一线的中青年业务骨干,所从事的专业涵盖了口腔医学的多个亚学科。在此,谨向李秀娥主任及所有译者表示诚挚的感谢!

　　我们热切地期待系列参考用书尽快与读者见面!

中华口腔医学会会长 俞光岩

2022 年 7 月

吴欣娟序

在"共建共享、全民健康"的背景下，医疗卫生领域面临着前所未有的机遇与挑战。在人们越来越注重健康的今天，如何重视与加强口腔健康也是我们面临的主要任务之一。口腔专科护士（本书中的口腔卫生士）在口腔疾病的预防、诊疗配合和健康指导中至关重要，优质的口腔专科护理为患者提供全方位、高质量口腔诊疗服务的保障。口腔专科护士的培养也是护理专业化发展的重要方向。2019 年，在中华护理学会口腔护理专业委员会的努力下，中华护理学会批准增设"口腔专科护士培训项目"，全国口腔护理同仁们将有机会通过专业培训和考核获得"口腔专科护士"证书。但相较国外而言，我国口腔专科护士教育体系尚未构建成熟，口腔护理专业教材的建设也稍显不足。

日本最新口腔卫生士系列教材是由长期从事口腔卫生士教育的资深专家、口腔医学专业人士和院校一线教师共同执笔完成，是口腔卫生士学生使用的专科系列教材。全书涵盖多个口腔亚专科及其与全身系统疾病的关系，详细介绍了口腔卫生士在口腔专科诊疗中的执业范畴和角色职能。

借鉴国外成熟的经验，参考优秀的教材，有助于我国口腔专科护士专业教材的建设，有助于提升口腔专科护士的培训质量，也有助于推进口腔专科护士的同质化发展。鉴于此，中华护理学会口腔护理专业委员会主任委员、北京护理学会口腔护理专业委员会主任委员李秀娥带领北京大学口腔医院的临床骨干对此系列教材进行了翻译。

译文版的系列书籍必将成为我国口腔护理的兼具专业性与实用性的参考用书，必将为口腔专科护士的健康规范发展做出贡献！在此，谨向李秀娥主任及其团队的辛勤付出表示由衷的感谢！期待系列图书尽快问世！

中华护理学会理事长　吴欣娟
2022 年 7 月

郭传瑸序

口腔健康与全身健康密切相关。在国家推进全民口腔健康的战略背景下,口腔专科护士作为口腔医疗机构的重要组成,需要在口腔疾病的预防、护理及健康教育等方面发挥更大的作用。因此,口腔专科护士的培养是口腔医疗机构顺利完成工作的重要保障。北京大学口腔医院现为中华护理学会口腔护理专业委员会、北京护理学会口腔护理专业委员会的主任委员单位和中华口腔医学会口腔护理专业委员会副主任委员单位,同时是中华护理学会首批"口腔专科护士临床教学基地""北京市海淀区继续教育培训基地"和"北京大学医学网络教育学院口腔专业护士培训基地",在口腔护士继续教育培训方面做了大量组织工作,也承担了繁重的教学任务。

培训工作要依托完善的教学大纲和统一的专业教材。目前,我国尚未编著统一的口腔专科护士教材,部分院校使用的是口腔医学护理专业教材或自编教材,缺乏系统性和权威性。日本口腔卫生士系列教材是1972年由日本口腔卫生士教育协会组织编写,历经多次修订,已成为一套较为成熟的专业教材,是口腔卫生士学生和从业人员重要的专业用书。日本口腔卫生士教育起步早,发展较为成熟,值得我国借鉴学习。北京大学口腔医院护理部李秀娥主任带领其护理团队,率先将该系列教材引入我国,并组织多名口腔医疗和护理领域专家完成了《牙科诊疗辅助概论》和《牙周病学》两本教材的翻译。《牙科诊疗辅助概论》包括口腔诊疗配合及全身系统疾病的口腔特征以及口腔卫生士在其中发挥的作用两大篇章,《牙周病学》涵盖牙周病的基础知识、牙周治疗的实施及牙周治疗中口腔卫生士的工作内容三部分。全书涵盖丰富的图表、数据,利于初学者理解掌握。相信该教材可以让国内更多口腔从业人员了解日本口腔卫生士的工作内容、流程和培养思路,帮助完善我国口腔专科护理人才的培养架构,提升我国的口腔专科护理水平。

在教材即将出版之际,向本书的所有译者表示衷心的祝贺,期待我国口腔专科护士的发展跨上新台阶!

北京大学口腔医院院长　郭传瑸
2022 年 7 月

译者序

为患者提供全方位、高质量的牙科诊疗服务,需要整个牙科团队的默契配合。在日本,口腔卫生士作为牙科团队的重要组成部分,在培养制度、课程设置、资格认证、执业范畴等方面均构建、形成了较为明确的体系和标准。日本口腔卫生士法规定口腔卫生士的工作范畴为预防处置、诊疗配合和健康指导。在我国,口腔护士承担着类似日本口腔卫生士的角色,履行部分工作职责,但相较而言,我国口腔护士教育培养方面的专科、系统教材较少,执业范畴仅限于诊疗配合及健康指导,较为局限。

日本最新口腔卫生士教材是由长期从事口腔卫生士培养教育、口腔医疗工作的资深专家和医学专业人士,以及相关口腔大学、口腔系、医学系口腔卫生士培养机构一线的老师共同执笔完成,是供给口腔卫生士学生的条理清晰、通俗易懂的系列口腔专科教材。本次,我们翻译了《牙科诊疗辅助概论》和《牙周病学》两本书。其中,《牙科诊疗辅助概论》分为两篇,第一篇为口腔诊疗配合部分,详细介绍了口腔诊疗配合的相关概念、基础知识、配合流程、器械材料及医疗安全与感染预防。第二篇系统介绍了全身系统疾病的口腔特征以及口腔卫生士在其中发挥的作用,并提及口腔家庭访问诊疗。《牙周病学》涵盖牙周病的基础知识、牙周治疗的实施及牙周治疗中口腔卫生士的工作内容三部分。全书兼顾了专业性及实用性,图、表、数据丰富,利于初学者理解掌握。每章附带对生僻内容注释的笔记栏以及操作要点的提示,有助于拓展读者的知识面,引导读者专注于关键点,提高读者的思维能力。

本系列教材的翻译出版,有助于我国口腔护理专业的学生、临床护理工作者与教育者、口腔护理专家了解日本口腔卫生士的教育培养、执业内容,以促进我国口腔专业护理教育体系的构建,口腔护理专业教材的建设,口腔护理专科质量、专业水平的发展及提升,也期待我国尽早建立口腔专科护士认证体系,口腔专科护士的职责出现新的扩展和划分。

在翻译过程中,本着最大限度地尊重原文的原则,组织了院内多专业的专家译者,并考虑到中、日国情的不同,咨询了中、日口腔领域的多名专家以及日语语言专家,力求忠实再现教材精髓。如,日本诸多药品在我国并未引进、使用,为尊重原文,经多次斟酌,译文中药品的商品名均采用原片假名。另外,译者一致认为"口腔卫生士"相较于"齿科卫生士""牙科卫生士"涵盖范围更广,也更符合中文习惯和中国国情,故本系列教材统一译成"口腔卫生士"。

口腔护理专业书籍的中日翻译工作对翻译团队是一次全新的挑战。团队齐心协力,力求尽善尽美,历时一年才最终完成了本系列教材两本书的译校审工作,但仍可能存在不足之处,衷心希望广大口腔工作者批评指正。

本教材的顺利出版得到了各位领导、专家和老师的大力支持。感谢中华口腔医学会俞光岩会长、中华护理学会吴欣娟理事长、北京大学口腔医院郭传瑸院长撰写序言;感谢北京大学口腔医院江泳副院长、王磊副教授的精心审稿,感谢张祖燕教授、王恩博主任、胡文杰教授以及日本的磯崎笃则校长、荒木美穂先生的专业指导;感谢北京外国语大学的汪玉林校长、国家外国专家局李慧蕾老师给予日中翻译的精准把控。

李秀娥　　胡菁颖

2022 年 7 月

监修寄语

日本的口腔卫生士教育始于 1949 年,历时近 60 年。在此期间,随着日本社会大众对牙科保健需求的提高以及牙科医学的发展,口腔卫生士的教育在数量和质量上均有较大提升,各种相关法律也进行了修改和完善。2005 年 4 月,由于社会老龄化加剧、医疗服务高度专业化,为了提高口腔卫生士素质,日本将口腔卫生士的培养年限改为 3 年以上。

担负着 21 世纪重任的口腔卫生士,也面临着比以往更多的挑战。随着社会老龄化加剧,患有慢性病的患者也越来越多。为了在临床上得心应手,除了掌握专业治疗技能外,还要在充分知晓患者全身状态与口腔疾病关联的基础上进行口腔疾病治疗。个人的疾病影响因素涉及方方面面,现在医学要求口腔卫生士能够将这些影响因素相关联,因此要求口腔卫生士拥有扎实的基础知识是必不可少的。

日本全国口腔卫生士教育协会为了应对这样的社会需求,研究协商了口腔卫生士的教育问题,谋求培养计划的提高和充实。相关专业人员在 1967 年编撰《口腔卫生士教材》,1991 年,编写了《新口腔卫生士教材》。现在根据提高口腔卫生士资质的研讨会所提出的建议监修了《最新口腔卫生士教材》的新版本。为了培养符合今后社会需求的口腔卫生士,执笔人员均为工作在日本全国口腔院校、口腔系、口腔卫生士培养机构第一线的老师们,内容也尽可能地通俗易懂。

作为顺应时代发展而诞生的教材,希望本系列教材能得到充分利用,为口腔保健的提高和发展做出贡献。

最后,值此系列教材修订之际,我谨向提供多方指导和帮助的各位老师以及日本全国口腔卫生士培训机构的有关人员表示衷心的感谢。

全国口腔卫生士教育协会会长　樱井善忠

2006 年 10 月

出版说明

　　现如今,随着日本社会老龄化加剧,医疗服务的需求也发生着变化,口腔卫生士的工作领域不断扩大,工作内容也发生着巨大的改变。为了满足变化的社会需求,口腔卫生士基础教育的内容也需要做出相应调整。2005 年 4 月新修的日本口腔卫生士学校的培养计划中,口腔卫生士培养年限从 2 年以上提高到 3 年以上。

　　2006 年 11 月,日本口腔卫生学会成立,旨在为今后的学术研究提供帮助。

　　《最新口腔卫生士教材》除了包括以往的教学内容外,在上一版《新口腔卫生士教材》的基础上增加了新的内容。2003 年,为了在现有的教材中加入必要的最新内容,编辑委员会组织进行了相关讨论。

　　为培养善于思考的口腔卫生士,我们致力于使本系列教材简洁易懂。虽然是作为口腔卫生士的专业教材,但是内容里也包括疾病的病因和处置方法。我们希望口腔卫生士在学习临床业务技能的同时,能了解更多的内容。

　　此外,本教材的一些重点内容可能与其他领域的教材有重合,为了保持不同科目间的整合性,我们也进行了相应的调整。

　　最后衷心希望《最新口腔卫生士教材》在口腔教育中能得到有效地利用,为口腔卫生士学生的知识学习和临床实习提供帮助。

日本最新口腔卫生士教材编委会

可见德子　矢尾和彦　松井恭平　　真木吉信

增田豊　高阪利美　合场千佳子　白鳥たかみ

2006 年 10 月

第 2 版序

本书初版已经近十年,关于牙周病的认识进一步发展。在最新牙周治疗可能性进展研究中,日本口腔卫生士所承担的角色也越来越重要。在这样的情况下,口腔卫生士应该学习的知识也涉及越来越多的方面。社会老龄化带来了大量需要长期管理的患者,正确指导的重要性显著提高。结合全身疾病状况,对牙周病患者进行指导和管理十分必要。

为了补充能够应对现状的知识和技能,对本书进行了部分修订。特别是关于维护、支持、外围设备、索引等从初版发行时开始变迁的内容,增加了描述器材的照片等。另外,本书的标题是参照国内外主流牙周病教科书,定为《牙周病学》,今后,如果本书能被更多的口腔卫生士运用的话,那就太好了!

全体编者
2015 年 4 月

第 1 版序

　　牙周病,与龋齿并称为口腔两大常见病,但近年来龋齿的发病率呈减少趋势,牙周病的发病率正在增加。近十多年来,牙周病病因学、诊断学和治疗方法的研究有了显著地发展。

　　牙周病的病因是细菌相关的复杂生物膜共同体。很多研究表明,宿主的免疫应答等各种危险因素都与其发病和进展有关。进一步而言,牙周病也会影响糖尿病、心脑血管疾病等全身疾病以及导致低体重儿的出现。在这样的背景下,人们对牙周病的认识逐年提高。

　　牙周治疗的基本原则是去除菌斑因素,治疗过程包括口腔卫生士进行的菌斑清除以及洁治、刮治和根面平整等,最重要的是预防。近年来,日本迎来了前所未有的社会老龄化高峰的同时,再次认识到对牙周病患者提供口腔卫生服务的重要性。在这种情况下,日本厚生劳动省以牙周治疗的普及和发展为目的,制定了与牙周病相关的专门医师资格认定。自2004 年 10 月起,日本牙周病学会开始认定"牙周病专门医师"。为了普及牙周治疗,有能力的口腔卫生士的协作是不可缺少的。因此,在 2005 年,日本新出台了"口腔卫生士认定"制度,口腔卫生士在临床上发挥的作用变得更加重要。

　　本书中,第一部分为牙周治疗基础知识,第二部分为牙周治疗的临床技能。第一部分包括牙周组织的解剖结构和功能、牙周病的分类和病因、牙周病与全身疾病的关联等,并使用了大量的临床照片和插图。第二部分详细的总结了牙周治疗的检查、诊断、治疗方法以及口腔卫生士在治疗中发挥的作用。特别是在"口腔卫生士的作用"这一章,由最了解口腔卫生业务的口腔卫生士老师们执笔,希望学生们能更容易理解相关内容,顺利开始牙周治疗的学习。

　　本书的适用对象不限于立志成为口腔卫生士的学生,如果也能为活跃于临床的各位口腔卫生士同仁提供帮助的话,那就太好了!

编者代表　申基喆
2006 年 10 月

目　录

第一篇　牙周病的基础知识

第二篇　牙周治疗的实施

第三篇　牙周治疗中口腔卫生士的工作内容

编 写 分 工

第一篇

第1章 ……………… 伊藤公一

第2章 ……………… 申　基喆

第3章

❶一，❷一 …………… 古市保志

❸一 …………… 栗原英見，藤田　剛

❹一 …………… 古市保志

第二篇

第1章 ……………… 伊藤公一

第2章 ……………… 髙柴正悟

第3章 ……………… 申　基喆

第4章 ……………… 小方賴昌

第5章 ……………… 申　基喆

第6章 ……………… 髙柴正悟

第三篇

第1章

❶一，❷一 …………… 野村正子

❸一 …………… 高阪利美

❹一 …………… 永井由美子

❺一，❻一 …………… 荒木美穂

❼一 …………… 鍵和田優佳里

❽一 …………… 麻賀多美代

第一篇

牙周病的基础知识

第一章 牙周治疗

学 习 目 标

1. 了解牙周病的病症
2. 了解牙周治疗的发展史
3. 熟悉牙周治疗的目的和意义
4. 掌握口腔科治疗中必须掌握的技术

第一节 牙周病的现状与治疗

一、牙周病的病症与口内余牙数量变化之间的关系

保持牙齿和口腔的健康不仅是为了咀嚼食物、摄取营养,更是为了能够愉快地进餐和语言交流等,是享受品质生活的基础。龋齿与牙周病是主要的口腔疾病,一旦发病未得到有效控制,会导致牙齿脱落或被拔除进而引发口腔功能障碍。口腔疾病不仅影响口腔健康,还会影响身体健康和生活质量(quality of life, QOL)。口腔的健康状态会给全身健康状况带来影响。口腔健康状况与身体健康状况关系研究报告[1]指出,以 80 岁高龄者为研究对象的调查结果显示,口内余牙数量多,且有较好咀嚼功能的人,生活质量和日常生活活动(activities of daily living, ADL)能力都很高,运动和视听觉功能也较好。

目前广泛提倡与推行的 "8020" 作为防止牙齿脱落的对策之一,是指为了一生都能够使用天然牙进食,可以和朋友谈笑风生,即使到了 80 岁也要保证自己口腔内剩余至少 20 颗功能完好的牙齿。2011 年,日本 "8020" 达成率为 38.3%,比 2005 年的 24.1% 有所增加[2]。其中恒牙缺失的最主要原因中约 41.8% 是牙周病(图 I-1-1)。

"健康日本 21" 的目标之一是到 2010 年, "8020" 的达成率为 20% 以上。这个目标能够完成是国民和口腔医务工作者共同努力的结果。现在, "健康日本 21(第二次)" 已经开始推行,目标是 2023 年, "8020" 达到 50% 以上,

笔记
牙周病是指发生在牙周组织的所有疾病的总称。

"6024"达到 70% 以上。甚至四十岁之前无牙齿缺失的人达到 75% 以上。

据上图所示，2016 年"8020"已达到 50% 以上（图 I -1-2）。因为牙周病是导致牙齿缺失，特别是恒牙缺失的主要原因，所以预防牙周炎是为了成为达到新"8020"目标的重要课题之一。因此，应努力降低 20 多岁患牙龈炎的人和 40 多岁与 60 多岁患牙周炎的人所占的比例。从幼年到老年，牙周病的预防与治疗贯穿我们的终身[3]。

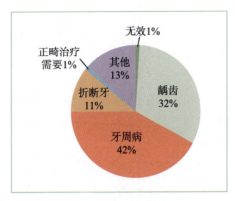

图 I -1-1　恒牙拔除原因
（8020推進財団：永久歯の抜歯原因調査報告書，2005年より）

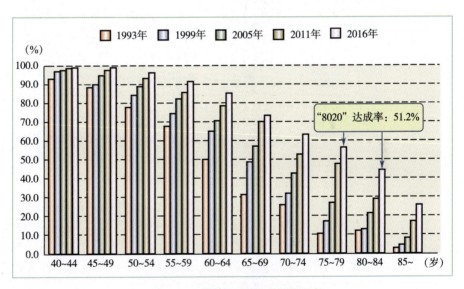

图 I -1-2　剩余 20 颗以上天然牙者
（2016年「歯科疾患実態調査」より）

（一）日本牙周病的患病现状

牙周炎患者中可见牙龈出血的人群随着年龄的增长会不断增加，低龄段（15~19 岁）占比超过 30%，30~55 岁的年龄段超过 40%。牙周袋 4mm 以上的人群，20~64 岁的年龄段占比超过 30%；65~69 岁的年龄段超过 60%。牙周袋 6mm 以上的人群，30~54 岁的年龄段占比不到 10%，而 55 岁以上的年龄段超过 10%。无牙颌的人群，50 岁以后占比开始增加，85 岁以上达40%。（表 I-1-1）。

表 I-1-1　牙周病现状

年龄段/岁	牙龈出血			牙周袋深度				
	无	有	无牙颌	<4mm	≥4mm	4~6mm	>6mm	无牙颌
15~19	69.4	30.6	—	93.9	6.1	6.1	—	—
20~24	57.1	42.9	—	74.3	25.7	25.7	—	—
25~29	62.8	37.2	—	68.6	31.4	31.4	—	—
30~34	58.3	41.7	—	66.9	33.1	30.2	2.9	—
35~39	56.8	43.2	—	60.5	39.5	33.7	5.8	—
40~44	52.0	48.0	—	55.1	44.9	39.4	5.5	—
45~49	55.9	44.1	—	55.4	44.6	40.6	4.0	—
50~54	59.5	40.0	0.5	45.5	54.1	44.5	9.5	0.5
55~59	59.3	39.1	1.6	50.6	47.8	37.5	10.3	1.6
60~64	56.7	39.8	3.4	38.7	57.9	43.6	14.3	3.4
65~69	51.7	43.7	4.6	34.9	60.5	42.3	18.2	4.6
70~74	51.7	38.8	9.5	36.9	53.6	40.4	13.2	9.5
75~79	46.2	39.3	14.5	30.2	55.3	40.3	15.1	14.5
80~84	45.5	33.3	21.2	30.6	47.7	35.6	12.2	21.6
85~	30.1	33.1	36.8	19.1	44.1	31.6	12.5	36.8

（2016年「歯科疾患実態調査」より）

牙周袋 4mm 以上的患者占比，有老龄化的趋势，且随着年龄的增长，比例不断增加。

（二）老龄化与口内余牙数量的关系

近年来，剩余 20 颗以上天然牙的老年人人数比例有增加的倾向。初步统计 75~85 岁年龄段的人的牙齿剩余数量可发现，80 岁时人均剩余天然牙的数目是 17.7 颗，剩余 20 颗牙齿以上的人数比例是 51.2%（表 I-1-2）。另外，比较男性和女性剩余 20 颗以上牙齿的人数比例和人均剩余牙数，可见75 岁以上男性的数值稍高（表 I-1-2）。

表 I-1-2　男性和女性人均口内天然牙余牙 20 颗以上

年龄段/岁	剩余 20 颗以上天然牙的所占比/%			人均余牙数/颗		
	男	女	平均数	男	女	平均数
40~44	97.9	99.4	98.8	28.0	28.0	28.0
45~49	97.4	100	99	27.6	27.6	27.6
50~54	92.6	97.9	95.9	25.8	26.8	26.4

年龄段 / 岁	剩余 20 颗以上天然牙的所占比 /%			人均余牙数 / 颗		
	男	女	平均数	男	女	平均数
55~59	89.0	92.9	91.3	24.5	25.9	25.3
60~64	82.6	86.9	85.2	23.7	24.0	23.9
65~69	73.1	72.9	73.0	21.5	21.7	21.6
70~74	59.8	66.8	63.4	18.6	20.7	19.7
75~79	59.4	53.0	56.1	18.5	17.6	18.0
80~84	46.5	42.4	44.2	15.1	15.5	15.3
85~	31.3	20.8	25.0	12.0	9.5	10.7

（2016年「歯科疾患実態調査」より）

二、牙周治疗的历史变迁

牙周病是在世界范围内所有地域与人种中蔓延且发病率较高的疾病。牙周病的发生可以追溯到很久以前。纵观历史，公元前 2500 年，中国最古老的医书《黄帝内经》将口腔疾病分为风邪（炎症）、牙龈组织疾病和虫牙（龋齿）三类，埃及人留下的《Ebers papyrus》书中，详细记载并介绍了牙周病的症状和牙齿松动的固定方法。可见，牙周病自古以来就一直存在[5]。

一直到 20 世纪中叶，牙周病的发病原因尚未明确，为了改善牙周病症状，主要以牙周手术为治疗方法，常用牙龈切除术和牙龈翻瓣术。但因为不是对症治疗，复发的情况非常多。牙周炎的治疗非常困难，因此被误解为是"不治之症"。20 世纪 60 年代，牙周病是由菌斑中的细菌引起的说法得到证实，牙周病的病因也得到进一步阐释。牙周病的治疗方法和预防方法由此得以系统性构建，清除诱因疗法成为主要手段，确立了现代牙周病治疗的基础。即通过去除引发牙周病的菌斑和外部因素，改善病变，防止牙周病进一步发展。去除菌斑可改善牙龈的炎症，牙周袋变浅，也就无须进行牙周手术。由于完全除尽牙周袋非常困难，针对牙周袋深部的菌斑，医生以切实能够改善菌斑去除深度（到 4mm 的程度）为目的行牙周手术，牙周手术的目的由去除牙周袋变成了使牙周袋变浅。更重要的是，牙周治疗后的评价标准，即使牙周袋未变浅，但治疗后牙龈未再出现发红、肿胀等炎症表现的，便确认已治愈。

近年来，更推崇牙周微创手术治疗，微创的牙周手术被证实和非手术牙周治疗，即菌斑控制、洁治、刮治和根面平整（scaling and root planing，SRP）等具有同等的治疗效果。牙周手术更容易控制牙周环境中的菌斑，并且通过这种牙周治疗手段可以获得较好的美学效果。以往去除牙周组织的患病部位，以切除疗法为主。近年来，现阶段的牙周再生治疗更多地用到组织再生疗法或 Emdogain 等生物材料。21 世纪中叶，受益于分子生物学与遗传学等相关领域研究的发展，有希望使用组织工程的方法治疗牙周病。

牙周病的命名

一直到近代都没有确切的牙周病的定义,出现了很多词语用以指代牙周病。1923年法国的 Toirac 提出了牙槽脓肿,在欧洲各国得以广泛使用,在明治时代被翻译成日语,现在基本上已不使用。它是以牙周袋里流脓的症状来命名,但是有很多不需要排脓的病例,当时在欧美也有人认为以此作为病名并不确切。

1921 年 Weski 发现牙龈是具有保护牙齿、抵抗外力的功能组织,提出了牙周组织一词。自此,牙周组织这一用语开始广泛使用。并且,1950 年美国牙周病协会把牙周组织的疾病统称为牙周病后,此用语在世界范围内广泛使用,沿用至今。

牙周病不是单纯的口腔局部感染,牙周病原细菌会引发全身疾病的慢性炎症,从而影响其他脏器。因此,采用适当的牙周治疗,可以预防全身疾病的发生,改善各种症状[6]。

三、牙周治疗

笔记
牙周病学:从临床角度出发,重点对牙周病的预防和治疗进行研究的学科。

想掌握牙周病的预防和治疗方法,首先必须学习正常的牙周组织,在此基础上才能学习发病的牙周组织。本书探讨在正常的牙周组织中牙周病是因何种原因和机制引发的,阐明发病过程。并且从牙周病的预防和治疗方法的"牙周治疗学"角度记录所发现的症状。

牙周治疗的目的是通过去除病因来控制、改善牙周组织的病变,维持或增进已恢复的牙周组织的健康,且防止其复发,进而实现能一生都使用天然牙的目标。近年来,牙周病已经不只威胁牙齿和口腔的健康,也会影响全身状态,与某些全身疾病有密切关系的观点已得到证实。因此,通过牙周治疗让大家了解口腔健康与全身健康的密切关系非常重要。

第二节　口腔卫生士职责与牙周治疗

为了在牙周病的预防与治疗中起到更多更重要的作用,口腔卫生士要掌握丰富的牙周病预防和治疗的相关知识,诊断牙周病并掌握正确的治疗技术。具有自主性和自觉性的口腔卫生士在协助口腔科医生治疗的同时还应当高效率地接待牙周病患者。牙周治疗中口腔卫生士必须掌握的项目如下:

- 掌握牙周病学和牙周治疗学
- 向患者简单介绍病情和治疗方案
- 正确的牙周病检查方案
- 口腔卫生健康宣教和根面平整术(SRP)

- 熟练掌握牙周手术治疗配合中的无菌操作技术
- 改善生活习惯的指导
- 其他(营养指导、饮食相关教育、进食和吞咽的功能训练等)

除上述外还有很多未列举的项目,口腔卫生士的业务范围是非常广泛的。口腔医疗所需的器械、材料与治疗方法不断发展变化,口腔卫生士也要终身持续不断地学习。

(李秀娥　刘海凤　译,王春丽　审校)

参 考 文 献

1)小林修平(主任研究者):厚生科学研究「口腔保健と全身的な健康状態の関係について」. 2002.
2)厚生労働省:平成23年歯科疾患実態調査. http://www.mhlw.go.jp/toukei/list/62-23.html 2012.
3)厚生労働省:健康日本21　各論6歯の健康. http://www.kenkounippon21.gr.jp/
4)厚生労働省健康局長:健康日本21(第2次). http://www.mhlw.go.jp/bunya/kenkou/kenkounippon21.html　2012.
5)村井正大編:臨床歯周病学. 三樹企画出版, 東京, 1992.
6)鴨井久一ほか編:標準歯周病学. 医学書院, 東京, 2005.

第二章 正常牙周组织的结构与功能

学 习 目 标

1. 掌握牙周组织的主要结构（构成要素）
2. 掌握牙龈的功能和分类
3. 熟悉牙龈上皮的种类
4. 熟悉牙骨质的种类
5. 熟悉牙周组织的防御机制及再生能力
6. 熟悉牙周组织的年龄增长性改变

第一节　牙周组织

　　牙龈、牙周膜、牙骨质以及牙槽骨，这些支持牙齿在牙槽窝内的组织，统称为牙周组织（图Ⅰ-2-1）。牙根被牙骨质覆盖，并通过覆盖其表面的牙周膜固定在牙槽骨中，周围被牙龈覆盖。从牙颈部向牙根方向覆盖的牙龈经由膜龈联合（muco-gingival junction，MGJ）向牙槽黏膜移行（图Ⅰ-2-2）。

　　牙周组织将牙齿牢固地附着于牙槽骨，承受咬合力，与各个组织结合为一体，对外力和刺激具有防御、修复和再生能力。因此，牙周组织可以作为一个整体发挥功能。

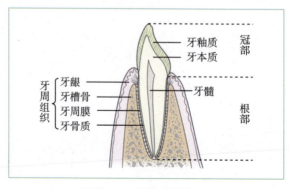

图Ⅰ-2-1　牙和牙周组织

8

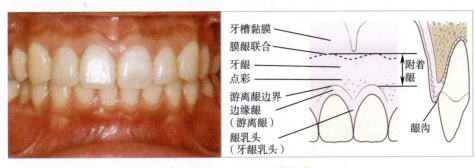

图 I -2-2　牙龈和牙槽黏膜

正常的身体表面被皮肤覆盖,硬组织不会暴露在外。口腔与全身其他部位不同,呈现出特殊结构。牙齿作为口腔内的硬组织,虽然牙根部被牙龈这一软组织覆盖,但牙冠暴露在外。因此,牙龈表面及其与牙齿的交界部位具有特殊的防御机制(表 I -2-2)。

一、牙龈

正常牙龈通常呈淡粉色,其颜色由血液供应、上皮的厚度及角化程度决定。牙龈在解剖学上分为游离龈、附着龈和龈乳头三部分。牙龈在组织学上分为牙龈上皮和位于其下层的牙龈结缔组织。牙龈上皮分为口腔上皮、沟内上皮、结合上皮 3 种,包裹着下层的牙龈结缔组织。牙龈结缔组织为了抵抗咀嚼和摩擦等外力,含有丰富的胶原纤维,保持弹性和紧张度,特别是存在于牙龈结缔组织中的牙龈纤维,从附着在牙颈部附近的牙骨质或牙槽骨伸入牙龈固有层,将牙龈固定在牙齿和牙槽骨上(图 I -2-3,表 I -2-1)。

口腔上皮一生不断地更新。基底层和棘层细胞的增殖以及表层上皮细胞的脱落,两者的平衡决定了上皮的厚度,这种细胞的代谢称为细胞更新新陈代谢。更新周期因部位不同而不同,受到外来的刺激越多,上皮更新周期越短、越活跃。

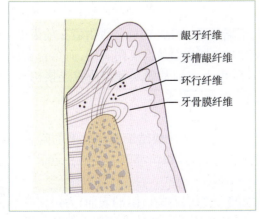

图 I -2-3　牙龈的主纤维束

表 I -2-1　牙龈纤维的种类

牙龈纤维	
龈牙纤维	牙齿附近的牙骨质到牙龈的固有层
牙槽龈纤维	从牙槽骨伸入牙龈的固有层
环行纤维	以环绕牙齿的方式在牙齿周围
牙骨膜纤维	从附着在牙颈部附近的牙骨质伸入牙槽嵴和牙槽骨的骨膜
越隔纤维 (牙间水平纤维)	从附着在牙颈部附近的牙骨质越过牙槽嵴伸入邻牙附着在牙颈部附近的牙骨质

（一）边缘龈（游离龈）

边缘龈呈领圈状包绕牙颈部,由于没有附着在牙齿上,所以也被称为游离龈。在边缘龈和牙齿之间形成的间隙,称为龈沟(图Ⅰ-2-2)。外观上边缘龈与附着龈有区分,但炎症可以导致边缘龈和附着龈之间的边界消失,约50%的成年人有这种现象[1]。

（二）附着龈

附着龈与边缘龈及牙槽黏膜相比坚韧且具有弹性,与其下部的牙骨质和牙槽骨牢固地结合。在健康的牙龈中,结缔组织中的牙龈纤维牵拉住上皮质,形成像橘皮样小凹陷,称为点彩(图Ⅰ-2-2)。

（三）龈乳头（牙间乳头）

龈乳头(牙间乳头)是指充满于牙间空隙的牙龈。从唇(舌)侧来看,形态呈金字塔形,从近远中方向(邻接面方向)来看呈鞍状,牙齿的接触点正下方的牙龈被称为龈谷,由非角化复层鳞状上皮发育而来(图Ⅰ-2-4)。

（四）上皮性附着及结缔组织性附着

牙龈在牙颈部直接附着在牙齿上,其附着方式有上皮性附着和结缔组织性附着(图Ⅰ-2-5)。

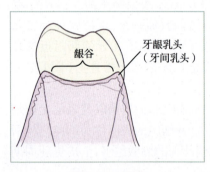

图Ⅰ-2-4　龈谷

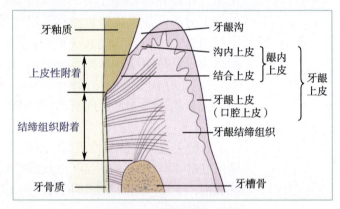

图Ⅰ-2-5　牙龈和牙齿的附着形式

1. 上皮性附着

牙和牙龈的交界处存在龈沟,根据边缘牙龈的内面是否附着在牙齿上,被分为沟内上皮和结合上皮。龈沟上皮与牙面是没有附着的,而结合上皮与牙面是附着状态,结合上皮附着是由上皮的基底层和半桥粒连接构成。该结合上皮和牙面的附着方式被称为上皮性附着。

2. 结缔组织性附着

上皮性附着的根尖方向可以看到的牙和牙龈结缔组织之间的附着方式,从牙骨质到牙龈结缔组织通过牙龈纤维与牙根牢固地结合在一起。

（五）牙龈表面（口腔）上皮

牙龈表面(口腔)上皮是指覆盖于边缘龈和附着龈的表面,为角化或不全角化的复层鳞状上皮。细胞排列致密,能防止各种机械和化学刺激进入结缔组织（表Ⅰ-2-2）。通过使表层的角化层脱落，能够迅速地治愈由外来刺激造成的损伤。另外，上皮下存在的结缔组织与胶原的代谢周期快（更新），创伤愈合能力也很好。

表Ⅰ-2-2　牙龈上皮的防御机制

	角化	细胞代谢（新陈代谢）	防御机制
牙龈表面上皮	角化或不全角化	6~13 天	● 角化较厚的上皮成为屏障 ● 存在生理学上的透过性屏障
沟内上皮	未角化	10 天	● 存在生理学上的透过性屏障
结合上皮	未角化	6 天	● 通过半桥粒与牙齿结合在一起 ● 细胞代谢快 ● 渗出龈沟液

（六）沟内上皮

牙龈沟内的龈沟上皮，存在于牙龈表面上皮和结合上皮之间，虽然没有角化，但是与牙龈表面上皮一样，物质很难通过致密的细胞间隙，因此能阻挡病原性物质。沟内上皮和牙龈表面上皮具有生理透过性屏障这一防御机制，起到阻挡物质在细胞间移动的屏障作用。

（七）结合（附着）上皮

作为牙和牙龈上皮附着部分的结合上皮，一侧通过半桥粒连接实现与牙面的上皮性附着，另一侧与结缔组织相连，与口腔黏膜一样，细胞更新快（约 6 天）。结合上皮与牙龈表面上皮相比，细胞间隙较宽，虽然不存在生理透过性屏障作用，但能不断地将渗出液流出到牙龈沟中，这种渗出液被称为龈沟液，主要来自组织液和血液的血清，有以下作用：

①冲洗牙龈沟内的物质。
②渗出液中含有的血浆蛋白，促进牙面上的上皮性附着。
③具有抗菌性。
④抗体介导的免疫反应。

（八）牙龈结缔组织

牙龈上皮下方是牙龈结缔组织，正常结缔组织约 60%~65% 由胶原纤维构成，其余的由成纤维细胞和其他细胞组成，血管、淋巴管、神经、基质成分占 35%，纤维束显示出规律性的走向，在将牙龈固定在牙面和牙槽骨上的同时，对牙齿发挥支持作用。

（九）牙龈的血管和神经

牙龈结缔组织是富含血管的组织，有来自牙周膜和牙槽骨外侧（骨膜及口腔黏膜）的两个血液供应路，因此即使一侧不畅，血液也能充分供应，而且与龈沟液的分泌有重要关系。牙龈的神经主要是三叉神经的分支，与血管伴行形成细的终末支。牙龈的疼痛是由基底层附近的无髓感觉神经纤维引起。

二、牙周膜

牙周膜是由包围牙根周围的血管和包含神经纤维的结缔组织组成,其宽度约200μm。牙周膜主要由胶原纤维构成,也被称为牙周韧带。构成牙周膜的主纤维,一端被埋入到牙根周围的牙骨质中,另一端被埋在牙槽骨中,将牙齿牢固地悬吊在牙槽窝内。

牙周膜主纤维根据其走向分为5组(图Ⅰ-2-6)。

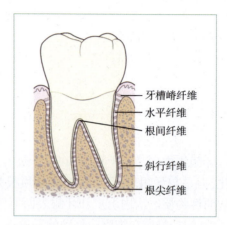

图Ⅰ-2-6　牙周膜主要纤维

①牙槽嵴纤维:连接牙槽嵴顶和牙骨质,能够缓冲咬合力,防止牙齿脱出。

②水平纤维:与牙轴垂直呈水平走向的纤维,与牙槽嵴纤维作用相同。

③斜行纤维:是牙周膜的主要纤维,数量最多。在牙槽骨和牙骨质之间呈斜行走向,能够承受大部分的咬合力。

④根尖纤维:位于根尖区,从牙骨质呈放射状进入牙槽骨,有抵御咬合冲击的作用。

⑤根间纤维:存在于多根牙的根分叉部,从牙槽骨呈放射状,起着缓冲咬合力的作用。

此外,牙周膜具有以下功能。

1. 物理功能

具有连接牙齿与骨的功能。对咬合力引起的冲击具有缓冲作用,能将缓和的咬合力传达给骨。

2. 形成及改建功能

牙周膜除主纤维细胞外,还存在未分化的间充质细胞、成牙骨质细胞和成骨细胞等,能够维持牙周组织的持久性,不断地更新细胞和牙周膜纤维。

3. 营养及感觉功能

牙周膜通过血管向牙骨质和牙龈输送营养,具有丰富的感觉神经纤维,能够传导触觉、压力和痛觉等。

三、牙骨质

覆盖牙根表面的黄白色的骨样组织。在牙颈部厚度为 20~50μm，在根尖部厚度为 200~300μm。牙骨质有两种，无细胞牙骨质和细胞牙骨质。无细胞牙骨质（原发性）覆盖整个牙本质表面，自牙颈部到近根尖 1/3 处分布。细胞牙骨质（继发性）在牙齿萌出后形成。

细胞牙骨质在一生中通过各种刺激不断再生以代偿牙的牙合面磨耗。牙骨质有时会由于咬合力等刺激而引起吸收，但很少见。

四、牙槽骨

牙槽骨是上下颌骨包绕和支持牙根的部分，在上颌骨中是指牙槽突，在下颌骨是指牙槽骨。牙槽骨分为两类，包围牙根的薄层状的固有牙槽骨和支撑固有牙槽骨的基骨。牙槽骨通过牙槽窝容纳支持牙根，是牙齿发挥作用的基础。

牙槽骨通过成骨细胞、破骨细胞的成骨及破骨功能保持平衡来实现终身改建。

第二节　牙周组织与咬合

传递到牙齿的咬合力主要由牙周膜缓冲，咬合力最初传导致牙槽嵴纤维和水平纤维，接着传导给斜行纤维，最后传导致根尖纤维。通过这些牙周膜的作用防止咬合力直接传递到牙槽骨上。由于主要应对的是垂直咬合力，大部分牙齿在面对侧向压力时的应对能力较弱。因此，侧向力容易引起咬合性外伤，对牙周组织产生伤害。

牙周膜会随咬合力的大小而发生变化，如无对颌牙时，咬合刺激不能传达，牙周膜厚度就会减少，相反如果强咬合力持续存在，其厚度就会增加。在受到侧方压力时，受压侧牙槽骨发生吸收，受牵引侧有骨新生（图 I-2-7）。

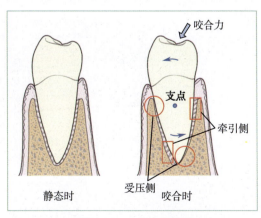

图 I-2-7　咬合力的传导

健全的牙周组织能使牙齿发挥正常的咬合功能。如果施加过度的咬合力,牙周组织会受到破坏,甚至颞下颌关节也受到影响。因此,咬合与牙周组织有着重要的联系。

第三节　保持美观

前牙美观与患者的生活质量密切相关。牙周治疗的主要目的是预防周组织的感染,去除破坏的病理组织。但往往牙周病患者治疗后会出现牙龈退缩,严重时会侵害患者的生活质量(quality of life, QOL)(图Ⅰ-2-8)。理解健康的牙周组织是体现牙周美观效果的基础和前提,在口腔美学的基础上进行牙周治疗,维持、提高美观,对提升患者的 QOL 也至关重要。

口腔美学有各种各样的要素,其中微笑时嘴唇的位置(smile 线)和露出上前牙的部分被认为是一个基准(图Ⅰ-2-9)。微笑时看到的不仅仅是解剖学上的牙齿形态,也能看到边缘牙龈和牙间部牙龈等。如果由于牙周疾病而产生牙龈退缩,不仅牙龈形态发生了变化,还会产生牙齿变长的错觉,因此牙周治疗不仅是对疾病的治疗,美观的恢复和维持更加重要。

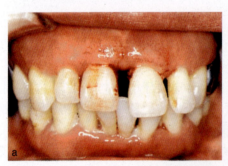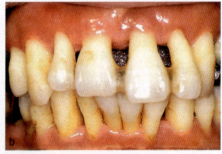

图Ⅰ-2-8　牙周治疗后出现的牙龈退缩对于美观的影响

a. 初诊时;b. 牙周治疗后

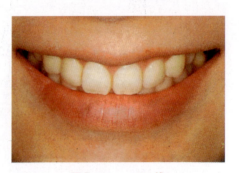

图Ⅰ-2-9　smile 线

第四节　牙周组织的年龄增长性变化

（一）牙龈

对于牙龈上皮的年龄增长性变化相关报告研究很多，随着老化就会出现牙龈边缘的退缩和减少，这种变化会引起牙周组织炎症，与牙龈老化的变化很难区分。

（二）牙槽骨

包括牙槽骨在内，骨在成熟后一直反复增生和吸收。固有牙槽骨和皮质骨变薄导致骨多孔症和骨质疏松症等。由于埋入固有牙槽骨中的主纤维在减少，骨小梁也减少，髓腔扩大并被脂肪组织所占据。在形态上，牙槽嵴顶小程度的吸收与牙龈炎症带来的影响很难区分。

（三）牙骨质

牙骨质会随着年龄增长而宽度增加，特别是根尖区牙骨质的增加非常明显。

（四）牙周膜

牙周膜不仅受到周围相关组织变化的影响，也直接受咬合力度和牙周炎的影响，所以很难判断是否与老化有关。一般情况下，随着年龄增长牙周膜的厚度变薄，成纤维细胞、成釉细胞、成骨细胞等的细胞成分和胶原纤维逐渐减少。

附录：种植体周围组织的特征

种植体周围组织是由上皮、结缔组织和牙槽骨构成。没有牙骨质和牙周膜，种植体直接和牙槽骨结合，它与天然牙的牙周组织在解剖学和功能上特征不同。上皮和结缔组织不像天然牙那样牢固地种植在牙槽窝内，也不存在牙周膜的供血。因此对菌斑和外力的抵抗力低，所以当出现种植体周围炎后病情会迅速发展。

参 考 文 献

1）申基喆ほか監訳：Carranza's クリニカルペリオドントロジー. 第9版, クインテッセンス出版, 東京, 2005.

2）鴨井久一ほか編：標準歯周病学. 第4版, 医学書院, 東京, 2005.

3）下野正基ほか訳：シュレーダー歯周組織. 医歯薬出版, 東京, 1989.

4）申基喆ほか：歯周形成外科. 医歯薬出版, 東京, 1998.

5）浦郷篤史：口腔諸組織の加齢変化. クインテッセンス出版, 東京, 1991.

6）全国歯科衛生士教育協議会編：最新歯科衛生士教本歯周疾患—歯周治療. 医歯薬出版, 東京, 2013, 109.

7）吉江弘正・伊藤公一・村上晋也・申基喆編：第2版　臨床歯周病学. 医歯薬出版, 東京, 2013, 325.

8）特定非営利活動法人日本歯周病学会編：歯周病学用語集. 医歯薬出版, 東京, 2013, 6.

（王春丽　梁天一　译,夏斌　审校）

第三章　牙周病的分类与病因

学 习 目 标

1. 掌握牙龈炎和牙周炎的区别
2. 掌握牙龈病变的分类和特点
3. 掌握牙周炎的分类和特点
4. 了解牙周病的病因
5. 熟悉牙周医学的相关内容
6. 熟悉种植体周围炎的相关内容

第一节　牙周病的分类

牙周病是发生在牙周组织的一组疾病总称,根据病因、发病机制、临床表现等,可分为不同类型。牙周病的分类随着牙周病学和牙周治疗学的发展而不断更新,迄今为止已发布几种不同分类。本教科书采用了日本牙周病学会于 2006 年建立的分类(表 I -3-1)。根据其分类,牙周病被分为病变局限于牙龈的牙龈病(gingival lesions),以及结缔组织的附着丧失和牙槽骨被破坏的牙周炎(periodontitis),和功能性间接因素影响的咬合创伤(occlusal trauma)。

一、牙龈疾病

牙龈疾病是局限于牙龈的疾病总称,大致可分为菌斑性龈炎、非菌斑性龈炎和牙龈增生(图 I -3-1,表 I -3-1)。

(一)菌斑性龈炎

在菌斑性龈炎中,会出现游离龈和龈乳头充血、肿胀、点彩消失。X 线片显示牙槽骨边缘(部分)影像不清晰。龈沟是牙周袋上皮形成的龈袋(gingival pocket)。随着牙龈肿胀的发展,形成假性牙周袋(pseudo pocket),与牙周炎的牙周(真性)袋(periodontal pocket)不同,龈袋和假性牙周袋

表 I -3-1　牙周病分类

I. 牙龈病变		III. 坏死性牙周病 [*,§]
1. 菌斑性龈炎 [§]	1）单纯性龈炎 [§]	1. 坏死性溃疡性龈炎 [§]
	2）全身性龈炎 [§]	2. 坏死性溃疡性牙周炎 [§]
	3）营养不良性龈炎 [§]	IV. 牙周脓肿 [§]
2. 非菌斑性龈炎	1）由牙菌斑以外的感染引起的牙龈病变	1. 牙龈脓肿 [§]
	2）皮肤黏膜疾病 [§]	2. 牙周脓肿 [§]
	3）过敏性牙龈疾病 [§]	V. 牙周 - 牙髓联合病变 [§]
	4）创伤性牙龈病变 [§]	
3. 牙龈增生	1）药物性牙龈增生	VI. 牙龈退缩
	2）遗传性龈纤维瘤病	VII. 咬合创伤 [§]
II. 牙周炎 [§]	1）反映全身疾病的牙周炎	1. 原发性咬合创伤 [§]
	2）吸烟相关性牙周炎	2. 继发性咬合创伤 [§]
	3）与其他危险因素相关的牙周炎	
1. 慢性牙周炎 [§]		
2. 侵袭性牙周炎 [§]		
3. 伴有遗传病的牙周炎 [§]		

[*] 分为局限型（localized），广泛型（generalized）。
[§] 疾病名称与美国牙周病协会（1999）新分类的名称相同，其他名称由本学会定义而成。
（日本齿周病学会 2006）。

的袋底位于釉牙骨质界（cement-enamel junction, CEJ）（图 I -3-1）。直到 20 世纪中叶，牙龈炎的原因仍没有阐明，但 Löe 等人（1965 年）的一项研究首次揭示出，其根本原因是菌斑堆积在牙齿表面（图 I -3-2）。结果表明，当健康牙龈的受试者停止口腔清洁时，牙菌斑开始堆积在牙齿表面，并且在 9~21 天后形成牙龈炎。当恢复口腔清洁后，牙龈炎大约在一周内消失（图 I -3-2）。该项研究表明，牙龈炎被认为是一种由菌斑引起的炎症性疾病。同时，菌斑性龈炎的临床表现会受到其他因素的影响，这与仅由菌斑引起的单纯性龈炎有所区别（表 I -3-1）。

1. 单纯性龈炎（表 I -3-1）

牙菌斑堆积在牙龈上引起的局限性炎症。在菌斑堆积的游离龈中可见充血、肿胀的形态。在组织学上，部分结合上皮变成牙周袋上皮，在牙龈组织中可见炎性细胞浸润。但是牙骨质和牙周膜纤维对结缔组织的附着和骨组织没有影响。

通过适当方式除去致病性菌斑后，单纯性龈炎症状会减轻或消退。

■健康的牙周组织

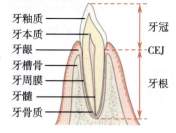

牙釉质 —
牙本质 —
牙龈 —
牙槽骨 —
牙周膜 —
牙髓 —
牙骨质 —

牙冠
CEJ
牙根

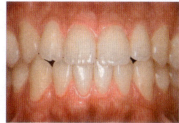

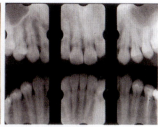

25岁男性,牙龈的颜色、形态和附着位置正常,无牙槽骨吸收

■牙龈炎

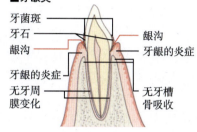

牙菌斑 —
牙石 —
龈沟 —
— 龈沟
— 牙龈的炎症
牙龈的炎症 —
无牙周膜变化 —
— 无牙槽骨吸收

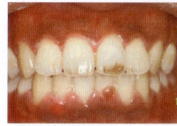

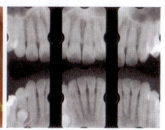

25岁男性,牙菌斑堆积在龈缘,几乎未见牙槽骨吸收

■牙周炎

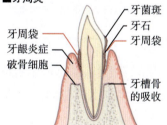

牙周袋 —
牙龈炎症 —
破骨细胞 —
— 牙菌斑
— 牙石
— 牙周袋
— 牙槽骨的吸收

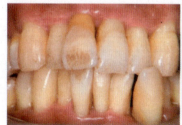

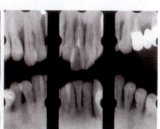

41岁男性,可见牙龈退缩和牙槽骨吸收

图I-3-1　健康的牙龈和牙龈炎、牙周炎

牙龈炎和牙周炎之间的最大区别是炎症性骨吸收是否波及至牙槽骨

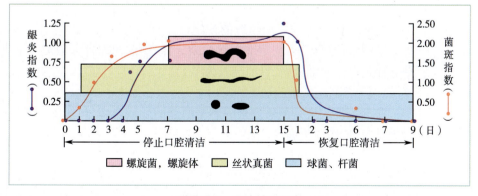

龈炎指数
菌斑指数

螺旋菌,螺旋体　丝状真菌　球菌、杆菌

停止口腔清洁　恢复口腔清洁

图I-3-2　实验性牙龈炎

当学生志愿者停止所有的口腔清洁(如刷牙)时,牙菌斑开始堆积在牙齿表面,引起牙龈炎。恢复口腔清洁后,牙龈炎消失(Löe ら　1965)

2. 全身性龈炎

不仅受菌斑堆积的影响,还受全身其他因素的影响,并且炎症的程度和范围通常大于单纯性龈炎,会使治疗复杂化。

①萌出期龈炎

牙齿萌出期间在冠和部分覆盖的牙龈之间容易形成盲袋。一般的刷牙方法,很难去除盲袋内的牙菌斑,而菌斑是牙龈炎的直接诱因,长此以往炎症会不断加重。虽然牙齿萌出后症状会减轻,但在此之前需引起注意,并进行深部清洁。

②月经期龈炎

月经期龈炎是女性由于青春期特有的雌激素分泌平衡失调,导致炎症一过性加重的疾病。去除菌斑堆积的原因后,症状减轻或消失。但在严重的情况下,症状可能难以控制。成年后激素平衡恢复,症状通常会缓解。

③妊娠期龈炎

妊娠期龈炎是由于妊娠期特有的雌激素的失衡引起,牙菌斑堆积引起炎症一过性加重,同时还存在一些雌激素增高后易生长的牙周致病菌(prevotella intermedia)导致的疾病的发生。牙菌斑得到控制后症状会减轻或消失,一旦发作,可能很难控制。分娩后病损可自行减轻或消退。

④糖尿病龈炎

因为体内产生的糖最终代谢产物会增加牙龈的易感性,糖尿病患者的牙龈炎症表现会更明显。由于组织中炎性细胞因子的产生增加,牙龈炎症增强,可能伴有多发性牙周脓肿。

⑤白血病龈炎

白血病是会引起造血功能异常的恶性肿瘤性疾病,其首发症状可能表现为牙龈出血后的止血困难。因此,在口腔治疗期间,应密切关注患者的出血情况。必要时应采取适当措施,包括转诊至血液专科医生。

3. 营养不良性龈炎

营养不良会影响牙周组织的稳定性,导致牙龈炎的发生。由于缺乏维生素C(抗坏血酸)会发生维生素C缺乏症,引起出血性牙龈炎。维生素C缺乏症是以往的常见病,目前已较为罕见。

(二)非菌斑性龈炎(表Ⅰ-3-1)

非菌斑性龈炎是菌斑之外的感染引起的牙龈疾病,包括皮肤黏膜疾病、过敏反应、创伤性疾病等。

1. 非菌斑感染引起的牙龈疾病

由特殊的细菌、病毒或真菌感染引起。

2. 皮肤黏膜疾病

一些自身免疫性疾病可能伴有牙龈疾病,例如剥脱性牙龈病损、牙龈鲜红、形成水疱、牙龈上皮慢慢剥离或脱落。上皮剥离或脱落后,患者会因为擦伤或食用刺激性食物后出现烧灼感。这种情况病因尚未明确,但主要是患者全身系统问题,例如激素平衡的破坏(图Ⅰ-3-3),常见于更年期妇女。

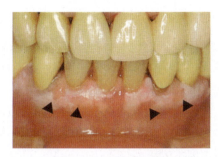

图Ⅰ-3-3　剥脱性龈病损
66岁女性,在口腔黏膜形成假膜,处于易自然分离的状态

3. 过敏性牙龈疾病

金属、树脂等修复体或义齿边缘有可能出现过敏性龈炎。修复体边缘会有很多菌斑堆积,但甚少是引起过敏性龈炎的直接原因。

4. 创伤性疾病

药物引起的化学刺激,刷牙不当引起的物理刺激,或是由于温度刺激(食物和饮料)引起牙龈的创伤性炎症反应,具有一过性的特征。

(三)牙龈增生(表Ⅰ-3-1)

牙龈增生包括药物性龈增生和遗传性龈纤维瘤病。

1. 药物性龈增生

在经常使用某些药物的患者中可见,特征是牙龈显著增生,假性牙周袋形成。直接原因是牙菌斑,还可能是因为服用的治疗药物作用于成纤维性细胞促使牙龈增生。与牙龈增生有关的药物包括抗癫痫药苯妥英钠(大仑丁)(图Ⅰ-3-4a),抗高血压药硝苯地平(图Ⅰ-3-4b),免疫抑制剂环孢素等。在增生性龈炎中,适当的菌斑控制可减轻症状,一旦发病则难以控制,即使通过治疗,症状消失后也易复发。可与相关专科医师协商中止或更改所服用的药物,以减轻其副作用。

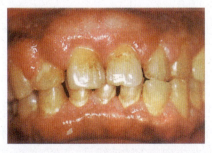

图Ⅰ-3-4a　药物引起的牙龈增生
28岁男性,服用抗癫痫药(苯妥英钠)

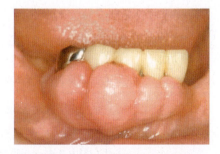

图Ⅰ-3-4b　药物引起的牙龈增生
55岁女性,服用钙拮抗剂(硝苯地平)10年以上

2. 遗传性龈纤维瘤病

遗传性龈纤维瘤病是一种罕见的以全口牙龈高度纤维化增生为特征的病变。遗传性龈纤维瘤病,是一种遗传性疾病,属于原因不明的特发性龈纤维瘤病。

二、牙周炎

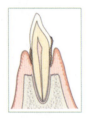

牙周炎不仅仅是牙龈组织的炎症,而是有附着丧失和牙槽骨遭到破坏的疾病(图I-3-1)。并不是所有牙龈炎都会发展为牙周炎,但牙周炎都是由牙龈炎发展而来。

牙齿表面菌斑的堆积量是牙龈炎进展的重要因素。牙龈炎是否发展为牙周炎以及牙周炎的进展和破坏程度,都是由细菌、宿主和环境等危险因素间的平衡来决定。

在组织学特征中,牙龈组织中炎性细胞大量浸润,与炎性反应亢进、附着丧失以及骨组织中破骨细胞活化引起的骨吸收有关。

牙周炎的临床症状包括牙龈充血、肿胀、牙周袋溢脓。牙根表面可见菌斑和牙结石附着。牙齿周围形成牙周袋,使用牙周探针接触龈缘或袋底时容易出血,从而导致探诊出血。X线显示牙槽骨边缘(部分)吸收,并且范围随着牙周病的加重而扩大。随着牙槽骨进行性吸收,牙齿出现松动或移位。牙龈退缩的同时伴牙槽骨的吸收,如果不及时治疗,则会导致牙齿脱落。

牙周炎引起的牙周袋(真性牙周袋),不同于龈袋或假性牙周袋,袋底位于釉牙骨质界的根方。根据袋底与牙槽嵴顶的垂直位置关系,分为骨上袋和骨下袋(图I-3-5)。袋底位于牙槽嵴顶的冠方是骨上袋,袋底位于牙槽嵴顶的根方是骨下袋。

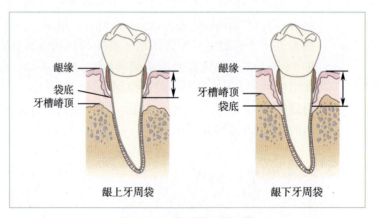

图I-3-5　骨上袋和骨下袋
根据袋底在牙槽嵴顶的位置位于冠方或根方进行区别,两种缺损的治疗方法不同

骨吸收包括水平型吸收和垂直型吸收。水平型骨吸收是指牙槽骨边缘(部分)的吸收,在X线片中显示为平行于两个相邻牙齿的釉牙骨质界之间的连线(图I-3-6a)。垂直型吸收方向与上述连线呈一定角度,牙槽骨沿牙根表面发生垂直方向的吸收,呈斜行吸收形态(图I-3-6b)。垂直型吸收的形成和发展

与牙槽骨密度、咬合创伤或食物嵌塞等非菌斑性间接因素有关。垂直型吸收根据牙根周围剩余的骨壁数目进一步分为一壁至四壁骨吸收(图Ⅰ-3-7)。

随着牙周炎的加重,牙槽骨吸收进而出现牙齿的倾斜、松动、移位和最终脱落,还会发生咀嚼、吞咽和发音等口腔功能障碍。因此,对于重度牙周炎的治疗,需要通过综合性治疗(包括正畸和修复治疗),来恢复口腔功能的丧失(参见第二篇第五章)。

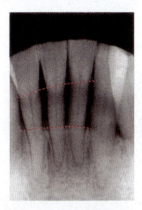

图Ⅰ-3-6a 水平骨吸收

牙槽骨吸收沿相邻牙间釉牙骨质界的连线呈水平型吸收

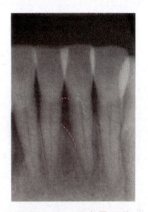

图Ⅰ-3-6b 垂直骨吸收

牙槽骨吸收沿相邻牙间釉牙骨质界的连线呈斜行的吸收

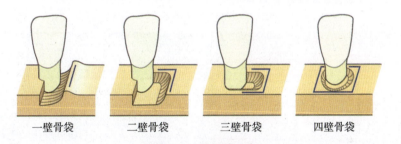

一壁骨袋　　二壁骨袋　　三壁骨袋　　四壁骨袋

图Ⅰ-3-7 骨吸收分类

骨吸收根据骨质破坏后剩余的骨壁数目分类

(一)慢性牙周炎

牙周炎大多数是慢性牙周炎,多为35岁以上发病。其原因是口腔卫生不良导致菌斑(软垢、生物膜)堆积。牙周炎会随时间推移在整个牙列中逐渐发展,牙列各部分交替出现特异性的活动期和静止期。慢性牙周炎根据其破坏范围,分为局限型(≤7颗牙或≤30%位点)和广泛型(≥8颗牙或>30%位点)(图Ⅰ-3-8a,b)。

(二)侵袭性牙周炎

侵袭性牙周炎好发于全身健康的青少年,组织破坏速度快,并且菌斑和牙石的沉积量少于牙周破坏量,可见垂直型骨吸收,具有家族聚集性等特点,与慢性牙周炎不尽相同,相对少见。根据破坏范围可分为局限型和广泛型(图Ⅰ-3-9a,b)。

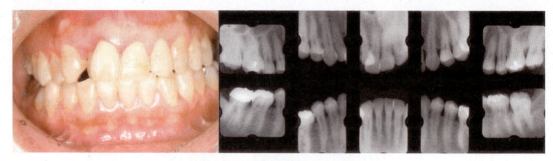

图 I-3-8a　慢性牙周炎（局限型）

39 岁男性，在多颗牙齿中可见牙龈炎和牙周组织的破坏

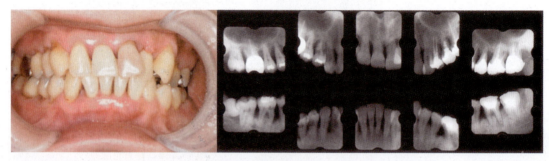

图 I-3-8b　慢性牙周炎（广泛型）

41 岁女性，牙周组织的破坏广泛分布于全口

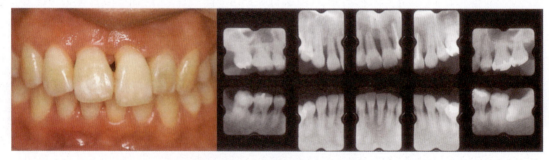

图 I-3-9a　侵袭性牙周炎（局限型）

21 岁女性，牙周组织的破坏局限于切牙和第一磨牙

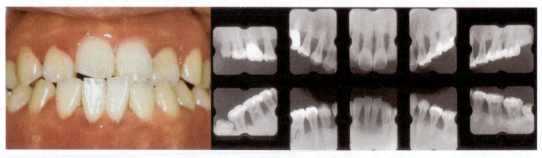

图 I-3-9b　侵袭性牙周炎（广泛型）

20 岁女性，大多数部位可见严重的牙周组织破坏，尤其是切牙和磨牙

（三）反映全身疾病的牙周炎

诸如唐氏综合征或掌跖角化-牙周破坏综合征（Papillon-Lefevre syndrome）等遗传疾病，伴有严重的牙周组织破坏，因此在诊断和治疗时需密切关注。

三、坏死性牙周病（坏死性溃疡性龈炎、牙周炎）

牙间乳头和游离龈迅速发生坏死或溃疡（图Ⅰ-3-10），伴有自发性疼痛和触痛，并可能发生进食障碍。根据炎症的范围分为两类：局限于牙龈的坏死性溃疡性龈炎（necrotizing ulcerative gingivitis，NUG）和波及整个牙周组织的坏死性溃疡性牙周炎（necrotizing ulcerative periodontitis，NUP）。发病的主要原因包括压力或过劳等导致患者抵抗力降低，与细菌感染有关。

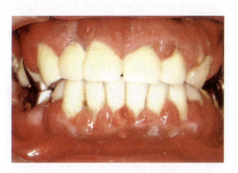

图Ⅰ-3-10 坏死性溃疡性龈炎

32岁男性，可见部分牙间乳头坏死和溃疡

四、牙周脓肿

牙周组织中的局限性化脓性炎症（图Ⅰ-3-11）。由牙周病发展而来，通常出现在深牙周袋的部位。

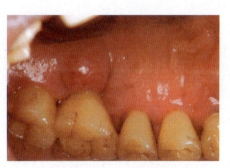

图Ⅰ-3-11 牙周脓肿

右上第一磨牙腭侧牙龈显著肿胀，并有脓肿形成

五、牙周-牙髓联合病变

随着根尖周炎的进展，可见深牙周袋形成等类似牙周炎的情况，也是牙周炎和根尖周炎共存的疾病。确定活髓牙或死髓牙和牙周组织的破坏程度，对于正确诊断疾病非常重要，也是选择恰当治疗方法的必要条件。

六、牙龈退缩

牙龈退缩是由于附着丧失和牙槽骨吸收导致龈缘的位置向根方移动的状态（图Ⅰ-3-1）。随着牙龈退缩的发展，出现美学问题、牙本质过敏症或根面龋的风险增加。

七、咬合创伤

创伤性咬合因素导致牙周组织炎症加重时，牙周组织会发生咬合创伤。可以通过X线片显示牙周膜间隙增宽、骨白线消失及垂直型骨吸收的影像来确认咬合创伤的位置。口腔内观察会发现牙齿磨耗，牙齿松动增加，随着炎症的进一步发展，牙齿发生倾斜或移位。但仅发生创伤性咬合不会破坏结缔组织的附着，在组织学上也不会形成牙周袋。此外，如果对患有牙周炎的牙齿施加创伤性咬合，牙周炎进展加速，通常会导致牙周组织快速破坏和垂直型骨吸收。夜磨牙（无意识的磨牙）、紧咬牙（咬紧）和叩齿（牙齿咯吱咯吱地咬）等磨牙症（非功能运动）是发生咬合创伤的重要因素。咬合创伤根据遭受创伤的牙齿的牙周组织形态可分为以下两种。

（一）原发性咬合创伤（图Ⅰ-3-12a）

超出适应范围的创伤性咬合作用于健康的牙周组织（有足够的支持组织）。出现牙齿松动，X线片可见牙周膜间隙增宽、骨白线消失。

（二）继发性咬合创伤（图Ⅰ-3-12b）

由于牙周炎导致牙周支持组织减少，即使是生理性的咬合力也会超出牙周组织的适应范围，因此出现牙齿松动，X线片可见牙周膜间隙增宽、骨白线消失、垂直型骨吸收。

笔记

咬合创伤和创伤性咬合：创伤性咬合指对牙周组织造成创伤的咬合方式和咬合力。咬合创伤是由创伤性咬合引起的牙周组织损伤。

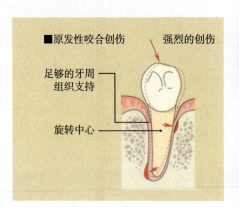
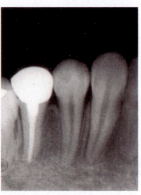

图Ⅰ-3-12a　原发性咬合创伤

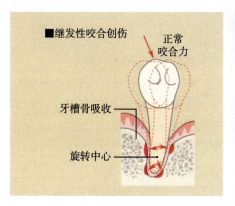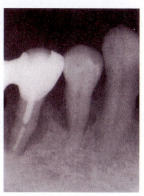

图 I-3-12b　继发性咬合创伤

第二节　牙周病的病因

牙周病的病因大致分为细菌因素（直接因素）、宿主因素（影响因素）和环境因素（图 I-3-13）。

一、细菌因素

细菌因素包括菌斑生物膜中的细菌、细菌内毒素和细菌代谢产物。

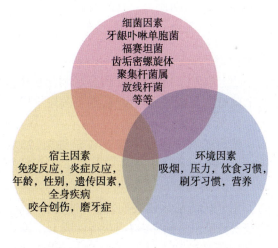

图 I-3-13　牙周病风险因素（临床齿周病学，第 2 版，2013 より）
牙周病的风险因素包括细菌因素、宿主因素和环境因素三方面

（一）牙菌斑（牙垢、生物膜）

牙菌斑（牙垢）是指附着在牙齿表面的细菌团块（图 I-3-14），其他沉着物如薄膜（获得性膜）、软垢（白垢）、色素沉着、牙石等（表 I-3-2）。

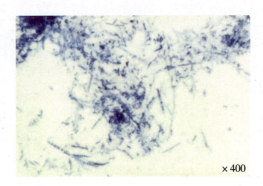

×400

图 I-3-14　牙菌斑的光学显微镜影像

能识别各种形态的细菌（写真は中澤太先生のご厚意による）

表 I-3-2　牙齿表面沉积物

种类	有无细菌	漱口水清除	刷牙清除	特征
薄膜（获得性膜）	无	不可能	不可能	● 厚 0.5~0.8um ● 成分是唾液糖蛋白 ● 使用磨光材料长时间磨光可能清除
色素沉着	无	不可能	不可能	● 堆积在薄膜上的食物或色素 ● 使用磨光材料长时间磨光可能清除
食物残渣	无	可能	可能	● 饭后口腔内暂时的食物残留物
软垢	有	可能	可能	● 含有离体上皮、白细胞、细菌和唾液等
牙菌斑	有	不可能	可能	● 薄膜附着、聚集、增殖的细菌及其产物
牙石	无（牙石中的活菌）	不可能	不可能	● 菌斑钙化并含有细菌物质

1. 龈上和龈下菌斑

龈上菌斑位于龈缘以上的冠方，龈下菌斑位于龈缘以下的根方（图 I-3-15）。龈上菌斑主要由需氧菌组成，龈下菌斑主要由厌氧菌组成。

2. 牙菌斑的组成

菌斑的有机成分中有 70% 是细菌，25% 是细胞间基质，如变聚糖或葡聚糖等，5% 是脱落上皮或从血管迁移的血细胞成分。

3. 牙菌斑的形成

用牙膏清洁牙齿表面，数小时后牙齿表面再次形成由唾液糖蛋白组成的获得性膜。之后 2~3 日，获得性膜上由革兰氏阳性球菌等组成初期黏附细菌群体积聚（early colonizer）。随后，线状菌、丝状真菌和纺锤形细菌等后期黏附细菌群体（late colonizer）通过各种特异性或非特异性结合积聚在初期黏附的细菌群体上。此类附着在牙齿表面的细菌或细菌群被称为附着性细菌群体，而革兰氏阴性运动杆菌或螺旋体则不附着于牙齿表面或细菌之间，由于与牙面和细菌间的黏附性很弱并悬浮于牙周袋中，所以被称为浮游态细菌群体（图 I-3-16）。牙周病原菌很多属于浮游态细菌群体，菌斑中的细

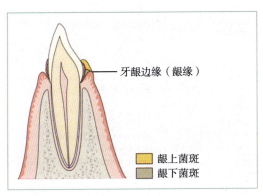

图 Ⅰ-3-15　龈上和龈下的菌斑

根据菌斑位于龈缘的冠方或根方进行区别

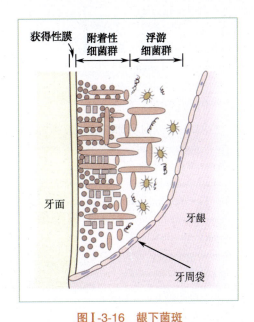

图 Ⅰ-3-16　龈下菌斑

附着在牙面上获得性膜表面的初期附着细菌群体,后期附着细菌群体在牙周袋上皮的间隙保持浮游态

菌群体通过交换代谢产物和水并与外界刺激斗争而相互共存。因此,近年来牙菌斑(牙垢)有时也被称作(牙)菌斑生物膜,是在生物体内形成的生物膜之一。

(二)牙周致病菌和致病因素

上述 Löe 等人对牙龈炎的实验显示,龈上菌斑的量与牙龈炎之间存在密切联系。根据这项研究结果,人们认为"牙周病可由非特异性菌斑引起,而与构成菌斑的细菌种类无关"(非特异性菌斑学说)。然而,自 20 世纪 70 年代末,随着厌氧微生物培养技术的进步,人们形成一种观念,即"牙周病是由含有特定细菌的菌斑引起"(特异性菌斑学说)。基于该假设,已研究多种细菌作为参与牙周病发展的特定细菌(牙周致病菌)。口腔细菌群体是体内复杂的细菌群体,目前已经分离出 500~600 种不同细菌。其中,牙周致病菌约有 10~15 种(表 Ⅰ-3-3)。Socransky 等人(2005 年)将重度牙周炎的龈下菌斑细菌成分与其他部位的细菌成分进行比较,检出了牙龈卟啉单胞菌、福赛坦菌和齿垢密螺旋体。由于这些细菌具有内毒素和蛋白酶等致病因素,被定义为红色复合体,是与牙周炎的发生和发展密切相关的一组细菌(图 Ⅰ-3-17)。牙周炎并非单一致病菌引起的单一感染,致病菌(或致病菌株)在其发病中所占比例的增加对所有菌斑致病性增强起重要作用。

表Ⅰ-3-3　根据文献中的牙周致病菌

在很多文献中提及的牙周致病菌

Porphyromonas gingivalis

Actinomyces actinomycetemcomitans

Tannerella forsythia

在一些文献中提及的牙周致病菌

Prevotella intermedia

Prevotella nigrescens

Campylobacter rectus

Fusobacterium nucleatum

Treponema denticola

Eubacterium nodatum

Peptostreptococcus micros

Streptococcus intermedius-complex

在很少文献中提及的牙周致病菌

Eikenella corrodens

Pseudomonas 属

Selemonas 属

Staphyrococcus 属

（Ann Periodontol，1996年より）

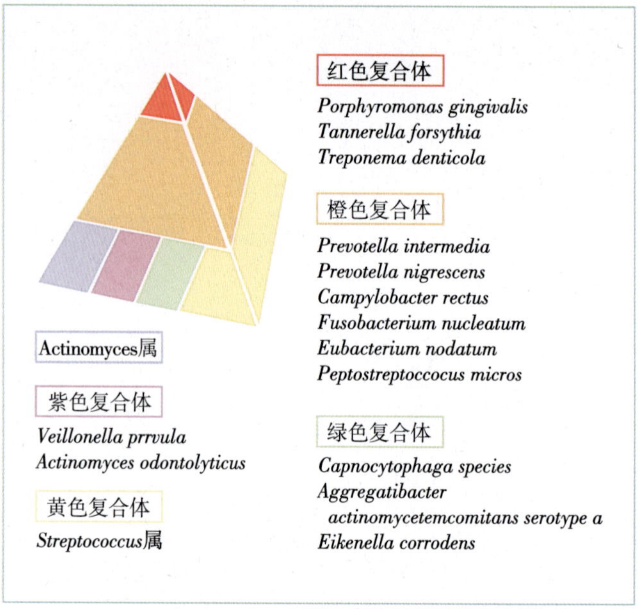

红色复合体

Porphyromonas gingivalis
Tannerella forsythia
Treponema denticola

橙色复合体

Prevotella intermedia
Prevotella nigrescens
Campylobacter rectus
Fusobacterium nucleatum
Eubacterium nodatum
Peptostreptoccocus micros

绿色复合体

Capnocytophaga species
Aggregatibacter
　actinomycetemcomitans serotype a
Eikenella corrodens

Actinomyces属

紫色复合体

Veillonella prrvula
Actinomyces odontolyticus

黄色复合体

Streptococcus属

图Ⅰ-3-17　红色复合体（临床齿周病学，第2版，2013より）

二、宿主因素

参见图Ⅰ-3-13。

（一）局部促进因素

由于细菌因素而改变牙周病发展的速度和进程的局部因素,包括菌斑滞留因素和创伤因素。

1. 菌斑滞留因素（炎症影响因素）

以下因素使菌斑量增加和炎症加重,这种因素称为菌斑滞留因素（菌斑堆积因素）。

①牙石

由于牙石表面粗糙,因此牙菌斑易于黏附于表面（图Ⅰ-3-18a）根据附着部位,牙石分为龈上牙石和龈下牙石。前者是从龈缘向冠方附着,由于唾液成分的钙化,因此颜色从白色呈现出黄白色（图Ⅰ-3-18b）。后者指附着于龈缘、龈沟或牙周袋内的牙面上,由于血液成分的钙化,因此颜色接近棕色至黑色（图Ⅰ-3-18c）。牙石是菌斑滞留的重要因素,牙周治疗的成败取决于牙石的清除。

②龋齿

当游离龈附近存在龋齿时,菌斑在窝沟龋及其边缘堆积,可能发生或发展为牙龈炎和牙周炎（图Ⅰ-3-19a）。为了加强菌斑控制的效果,在牙周基础治疗期间需要进行龋齿充填治疗。

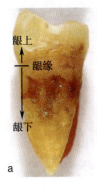

龈上

龈缘

龈下

a

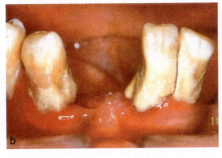

b

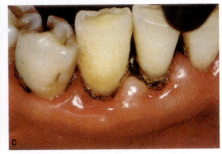

c

图 I-3-18　牙石（炎症影响因素）

a. 拔除的牙齿上附着的牙石；b. 龈上牙石；c. 龈下牙石（牙龈退缩时可见黑色的龈下牙石）

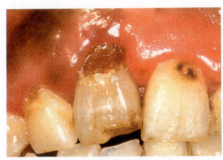

a. 龋齿

游离龈中的牙龈炎可能是由于菌斑堆积在沟窝
中所致

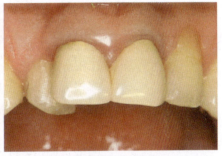

b. 边缘不合适的义齿

前牙的牙龈炎可能是堆积在边缘不合适部位的
菌斑引起

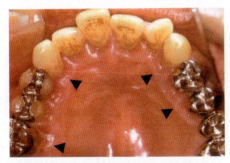

c. 口呼吸

腭侧牙龈的堤状隆起

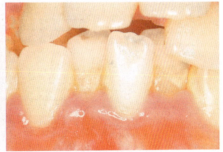

d. 牙列不齐

图 I-3-19　炎症影响因素

　　③修复体的边缘位置不当

　　菌斑易于堆积在自洁不佳的部位，因此不良修复体或修复体的位置不
当，很可能成为菌斑滞留的重要因素（图 I-3-19b）。在牙周基础治疗过程
中，应该采取措施消除这些影响，例如通过调磨或使用临时冠替代旧修复体
以改善修复体边缘的适合性。

　　④口呼吸

　　口呼吸的患者，上颌前牙等部位处于干燥状态，口腔自洁能力降低，菌

斑堆积量增加,怀疑有口呼吸的患者可发现口呼吸线和堤状隆起的口腔特征(图 I-3-19c)。有许多患者前牙唇侧牙龈充血、水肿,其区域与开唇露齿的唇边缘线一致。堤状隆起是在舌侧牙龈中发现的一种堤状肿胀,是舌侧牙颈部的重度牙龈炎症,应检查口呼吸原因,通过正畸治疗、闭唇训练或口腔检查来改善症状。

⑤咬合异常或牙列不齐

存在咬合异常或牙列不齐的患者,口腔自洁能力下降,菌斑控制困难(图 I-3-19d)。牙周治疗后,应该通过修复治疗或正畸治疗来改善。

⑥牙周袋

刷牙等口腔清洁工具无法到达深牙周袋处,可能发生菌斑滞留。此外,在深牙周袋底部氧气分压降低,会增加牙周致病菌中常见的厌氧菌的数量和比例。

对于深牙周袋,可以通过牙周治疗,包括牙周手术,恢复正常的龈沟深度(1~2mm),从而提高患者自我菌斑控制的效果。

⑦根分叉病变

多根牙的根分叉具有复杂的牙龈和牙齿形态,容易发生菌斑滞留,因此需要对根分叉病变部位进行处理,以利于菌斑控制(参见第三篇第一章)。

⑧牙形态异常

畸形舌侧沟(斜裂纹)、根面凹陷、釉珠和釉突是牙菌斑滞留因素,可引起牙周组织破坏(图 I-3-20a~d)。若存在这些形态异常,在口腔卫生指导期间必须引起注意,必要时应通过调磨修改形态。

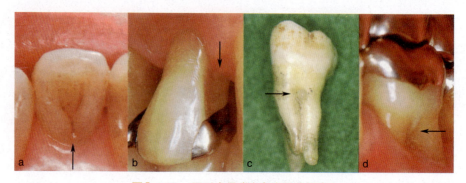

图 I-3-20　牙形态异常(炎症影响因素)
a. 畸形舌侧沟;b. 根面沟;c. 釉珠;d. 釉突

2. 创伤性影响因素

创伤性影响因素是指会造成牙齿和牙周组织外伤和损害的因素,包括创伤性咬合、磨牙症、舌唇不良习惯和职业习惯等。

①创伤性咬合

牙周组织受到创伤性咬合时,X 线片显示牙周膜间隙增宽、垂直骨吸收或根尖部透射影像(图 I-3-21)。尽管临床上可能发现牙齿松动会增加创伤性咬合的机会,但探诊深度不会因创伤性咬合增加。通过咬合调整,去除创伤性咬合,则 X 线检查和临床表现消失。此外,患有牙周炎的牙齿发生创伤性咬合,会增加牙周组织的破坏程度。在此情况下,咬合调整后需要进行以菌斑控制为中心的牙周治疗。

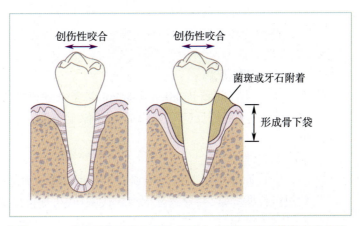

图Ⅰ-3-21　咬合创伤只发生创伤性咬合,X 线可见牙槽骨低密度影,但不会引起附着丧失。若发生进行性附着丧失伴有创伤性咬合加重,则牙周组织的破坏程度增加

②磨牙症

除咀嚼外,某些情况下上下牙齿还会长期接触,例如磨牙症、紧咬牙、习惯性叩齿。由于它们可导致牙周组织的咬合创伤,因此被称为不良习惯(磨牙症),尽管尚未确切阐明磨牙症的病因,但有研究表明精神压力与磨牙症有很大关系。磨牙症的治疗包括自我暗示疗法、咬合调整、佩戴牙齿保护垫等(参见第二篇第三章)。

③唇舌习惯

咀嚼或吞咽时,舌或口唇对牙齿施加较大压力的习惯可能造成牙周组织的损伤,导致牙齿排列不齐和牙周病加重。

④职业习惯

由于职业习惯,上下牙齿间经常咬、切割物体和紧咬牙等习惯,可对牙周组织造成损伤。

(二)全身影响因素

牙周病是由附着于牙面的牙菌斑导致的,菌斑的堆积量取决于多种因素,即便菌斑附着量相同,牙周病的进展方式也不尽相同。牙周病的进展因人而异,受到先天性危险因素(先天性因素)和后天性危险因素(后天性因素)的影响。

1. 年龄(年龄增长)

年龄增长使细胞功能和各种代谢功能降低,是牙周疾病发展的全身因素。

2. 种族与性别

侵袭性牙周炎的发病率存在种族差异,可以从遗传学角度分析引起种族差异的原因,据报道白种人为 0.1%,黄种人约为 1%,非洲人和美洲人报道发病率各不相同。另有报道,慢性牙周炎没有明显的种族差异,没有依据表明性别是慢性牙周炎的危险因素。

3. 体质(遗传因素)(先天性危险因素)

各种遗传性疾病、代谢性疾病、血液疾病等是牙周病进展的决定因素(先天性因素)。

①遗传性疾病

唐氏综合征和 Papillion-Lefévre 综合征,中性粒细胞的趋化性和吞噬能力不足等,与免疫反应相关的基因缺陷,会导致牙周病的发病率和进展速度增加。

②代谢性疾病

骨代谢异常引起的低脂血症(碱性磷酸酶血症)和胶原蛋白病引起的软组织代谢异常,会导致牙周组织代谢异常,加重牙周病的症状。

③血液疾病

周期性中性粒细胞减少症是呈一定周期发作的粒细胞减少症,在粒细胞减少期间,中性粒细胞的防御机制降低,牙周组织炎症进展加速。

4. 全身疾病

①糖尿病

糖尿病患者牙周病的发生率和严重程度高于非糖尿病患者,糖尿病引起的代谢紊乱会延长牙周治疗后的愈合时间(参见第 35 页)。

②获得性免疫缺陷综合征

人类免疫缺陷病毒(human immunodeficiency virus, HIV)感染引起白细胞功能异常,机体免疫功能受损者常发展为重度牙周炎。此外,获得性免疫缺陷综合征(acquired immunodeficiency syndrome, AIDS)晚期的患者,在口腔内除患有牙周病外,还患有念珠菌病和卡波西肉瘤。

③骨质疏松症

患有骨质疏松症的患者,由于成骨能力降低,牙周疾病可能会加重(参见第 36 页)。

三、环境因素(后天性危险因素)

参见图 I-3-13。

牙周病的发生和发展涉及多种环境因素(后天性因素)的影响。

(一)吸烟

吸烟习惯对牙周病的发生和发展影响很大。吸烟会导致微血管收缩、循环障碍,牙周组织容易受菌斑等致病菌的影响。此外,据报道吸烟使中性粒细胞的趋化性和吞噬作用降低,并且与非吸烟者相比,吸烟者在牙周手术后伤口愈合能力较差。

(二)压力

压力过大使免疫反应降低,有研究表明,对于牙周治疗,有压力的患者的疗效不如无压力的患者,经受过压力的个体对牙周治疗比未经受压力患者的反应大、预后差。

(三)营养不良

维生素的摄入不足等营养不良会影响牙周病的发生和发展,日本的饮食生活环境比较令人满意,因此营养不良发生率不高。此外,近年来有报道指出,需要长期照护的高危人群会发生营养不良,这些在日本老龄化社会迅速发展的过程中应该引起高度重视。

(四)肥胖

肥胖人群体内积累的脂肪细胞会产生炎症介质,从而增加牙周炎的易感性。

(五)药物

用于治疗癫痫、高血压和器官移植的药物可以诱导牙龈增生。此外,某些药物使唾液分泌量减少的副作用可导致口腔干燥症(图Ⅰ-3-4a,b),唾液分泌减少引起的口腔自洁作用降低,也是牙周病进展加速的原因。

(六)社会经济环境

社会经济环境与患者刷牙的习惯等口腔卫生状况或就诊的行为频率等有关,会对牙周病的发生和发展产生影响。

第三节 牙 周 医 学

自 20 世纪 90 年代中期,研究牙周病对全身疾病影响的"牙周医学"研究引起了人们的关注。牙周病导致牙周组织的慢性炎症,产生牙周致病菌或细胞因子,通过血流迁移到血管及各个脏器,与各种系统性疾病的加重和发生密切相关。此外,牙周治疗减少口腔内细菌并抑制炎症可以改善相关全身性疾病的症状。牙周病的预防和治疗有助于防止各种全身性疾病的加重,促进全身健康。

一、糖尿病

自 20 世纪 90 年代初,已有很多关于牙周病与糖尿病之间关系的研究,据研究表明,糖尿病组牙周病的发病率和进展明显高于非糖尿病组,牙周病在糖尿病的并发症中居第六位。此外,还有研究表明,牙周病是加重糖尿病的原因,牙周病相关的细胞因子通过降低血管中胰岛素的功能,使糖尿病加重。日本和国外的研究表明牙周治疗可以改善糖尿病。

二、牙周病和吸入性肺炎

近年来,肺炎导致的死亡率显著增加,仅次于癌症和心脏病,位居第三位。吸入性肺炎是导致高龄者肺炎的主要原因,发病原因是咳嗽反射减少引起误吸，导致口腔细菌直接侵入气管。因此，牙周治疗和口腔护理使口腔细菌减少，显著降低肺炎的发生率和死亡率。

三、牙周病和血管病

关于牙周病和血管病的研究，多集中于牙周病与动脉疾病如动脉粥样硬化的关系。已有研究表明，随着牙周病慢性炎症的发展，牙周病破坏血管内皮细胞并且增加动脉疾病发生的风险。此外，通过牙周治疗减少口腔内细菌，可改善血管内皮细胞的功能，但也有研究否认此种关联，要得到定论还需要开展更多的临床研究。

牙周致病菌可以从牙周袋迁移至血液，有研究表明，有可见出血的治疗、刷牙和咀嚼运动都可能引起一过性的菌血症。

四、牙周病与早产儿、低体重儿

患牙周病的孕妇，牙周组织中产生细胞因子等炎性物质，通过血液循环至胎盘和子宫内，增加了早产或低体重儿的风险，也有研究否认这种关联，有待进一步证实。现阶段"在妊娠期间进行牙周病治疗可能降低早产儿和低体重儿风险"的说法证据不足，需要将来开展大规模的临床研究。

五、牙周病和骨质疏松

有研究表明，患有牙周病合并骨质疏松症的患者，与患骨质疏松症没有牙周病的患者相比牙周病病情更加严重。因此，骨质疏松症是牙周病的危险因素。由于在口腔治疗期间的患者服用骨质疏松症的治疗药物双膦酸盐有发生颌骨骨坏死的风险，应引起注意。

六、牙周病和肥胖

近年来，牙周病和肥胖之间的关系引起广泛关注，由脂肪组织分泌的脂肪细胞因子生成的炎性介质可能会使牙周组织的炎症加重。此外，如牙周病和糖尿病的关系所述，牙周组织分泌的细胞因子可降低胰岛素的功能而引起肥胖。

另外，相关研究表明深牙周袋和非酒精性脂肪性肝炎（nonalcoholic steatohepatitis，NASH）之间有相关性，牙周致病菌（牙龈卟啉单胞菌）与NASH疾病之间具有相关性。

七、牙周病和类风湿关节炎

牙周病和类风湿关节炎有很多相似之处，类风湿关节炎患者更容易患牙周病，并且与健康受试者相比更为严重。已有研究表明，在牙周病患者中已提取出牙周病致病菌的牙龈卟啉单胞菌（porphyromon）酶，可能是类风湿关节炎发生和发展的原因。

第四节　种植体周组织疾病

一、种植体周组织

　　种植体周组织不具有牙周组织的牙骨质和牙周膜,种植体与骨组织结合(骨结合)。种植体周组织由骨组织和黏膜组织的上皮组织、结缔组织组成。种植体周(黏膜组织)上皮是指从口腔开始,一直延伸到口腔牙龈上皮和种植体周内的沟内上皮,然后移行至结合上皮。结合上皮通过半桥粒附着于种植修复体表面。种植周结缔组织的胶原纤维方向与种植体表面平行,与垂直分布的牙周组织不同,胶原纤维可能会影响炎症扩散(图Ⅰ-3-22)。

　　临床上健康的种植体周组织中,周围黏膜的外观没有肉眼可见的炎症,在黏膜的内侧没有形成溃疡,X线显示,周围骨组织覆盖整个种植体(图Ⅰ-3-23a~c)。

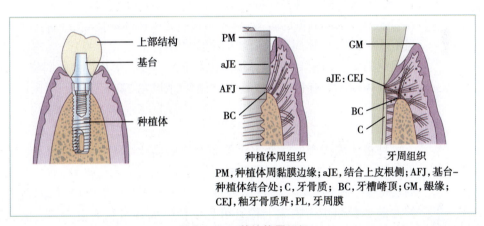

种植体周组织　　　　　　　牙周组织

PM,种植体周黏膜边缘;aJE,结合上皮根侧;AFJ,基台-种植体结合处;C,牙骨质;BC,牙槽嵴顶;GM,龈缘;CEJ,釉牙骨质界;PL,牙周膜

图Ⅰ-3-22　种植体周组织

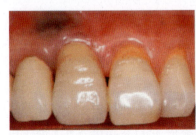

a. 唇侧面观

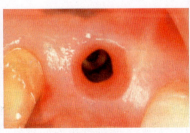

b. 周围黏膜内侧

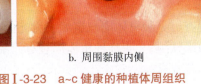

c. X线片

图Ⅰ-3-23　a~c 健康的种植体周组织

45 岁女性,5 年前完成 11 种植体修复

二、种植体周组织疾病

种植体周组织疾病是发生于种植体周组织的疾病总称,包括种植体周黏膜炎和种植体周围炎(表Ⅰ-3-4)。

表Ⅰ-3-4　牙周病和种植体周组织疾病的对比

	牙周病		种植体周组织疾病	
	牙龈炎	牙周炎	种植体 周黏膜炎	种植体 周围炎
炎症	有	有	有	有
附着丧失	无	有	无	有
骨吸收	无	有	无	有

(一)种植体周黏膜炎

病变仅局限于种植体周的软组织,是可逆性的,原因是菌斑聚集于种植体表面和种植体周围的龈沟,与牙周病中的菌斑性龈炎类似(表Ⅰ-3-4)。菌斑堆积导致种植体周黏膜组织的上皮和结合上皮发生炎症,牙周袋加深和骨组织破坏。临床上,种植体周软组织充血、肿胀、形成种植体周袋。X线显示种植体颈部没有骨吸收或骨吸收很少(图Ⅰ-3-24b),适当的菌斑控制可使炎症消退。

(二)种植体周围炎(图Ⅰ-3-24)

种植体周围炎的病变不仅侵犯种植体周软组织,而且还累及种植体周骨组织,是不可逆的,原因是种植体周袋中菌斑堆积量增加,与牙周病中牙周炎类似(表Ⅰ-3-4)。随着菌斑堆积和炎症蔓延扩散,种植体周袋上皮加深并破坏骨组织。临床上检查可见种植体周软组织充血、肿胀、溢脓以及种植体周袋加深,探诊深度增加(图Ⅰ-3-24a)。种植体周黏膜内侧可见溃疡面或脓肿形成(图Ⅰ-3-24c)。同时,X线显示种植修复体颈部附近的骨吸收(图Ⅰ-3-24b)。随着种植体周围炎进行性发展,周组织减少,种植体表面暴露,牙槽骨吸收进一步发展,种植体骨结合减少,导致种植体松动、脱落。

三、种植体周组织检查

种植体周组织检查可根据牙周病检查方法进行。

(一)视诊(图Ⅰ-3-24a)

视诊检查可见种植体周软组织有无充血、肿胀。此外,用棉球从外侧紧紧地挤压边缘软组织,明确种植体周袋有无溢脓,可以将其作为有无炎症和炎症范围的参考指标。

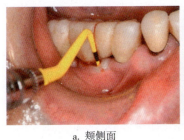
a. 颊侧面

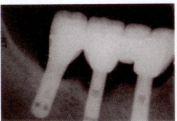
b. X 线片

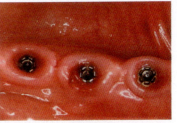
c. 黏膜内侧

图 I -3-24　种植体周围炎

14 年前,一名 72 岁的妇女完成种植体修复

a. 45、46、47 种植体有探诊出血和种植体周袋;b. 45、47 种植体周牙槽骨吸收很少,但在 46 种植体周围有明显的骨吸收;c. 45、47 种植体周黏膜内侧面变红,46 内部的颊侧形成脓肿

（二）探诊检查（图 I -3-24a）

探诊检查是检查种植体周软组织的重要手段。使用牙周探针从种植体周袋的边缘组织探查袋深和有无软组织出血。在种植修复体周围探查,通常使用塑料探针而非金属材质探针（图 I -3-25）,可避免由于金属材质之间的接触而损伤种植修复体。此外,利用塑料的曲度,可以对形态复杂的种植修复上部结构进行探诊操作。

（三）松动度检查

松动度检查中种植体出现单一松动时,往往预示种植体周围的骨结合丧失,此时需要取出种植体。

（四）X 线检查（图 I -3-24b）

对于种植体周黏膜炎和种植体周围炎,是否存在种植体周骨吸收是鉴别诊断的基础,因此,X 线检查对种植体周骨组织评估非常重要。

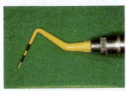
尖端放大

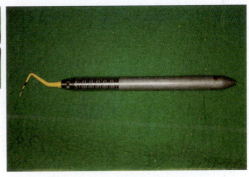

图 I -3-25　种植体专用探针

参 考 文 献

1）日本歯周病学会編：歯周病の診断と治療の指針 2007　第 1 版. 医歯薬出版，東京，2007，2-5.

2）米国歯周病学会編：AAP 歯周疾患の最新分類. 第 1 版（石川烈監訳）. クインテッセンス出版，東京，2001，9 ～ 66.

3）Loe H, et al. : Experimental gingivitis in man. J Periodontol,（36）177-187, 1965.

4）Consensus report of periodontal diseases；pathogenesis and microbial factors. Ann Periodontol,（1）926-932, 1996.

5）吉江弘正・伊藤公一・村上伸也・申基喆編：第 2 版　臨床歯周病学. 医歯薬出版，東京，2013，180，324.

（息思扬　译,李莉　审校）

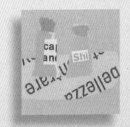

第二篇

牙周治疗的实施

第一章　牙周系统治疗

1. 掌握牙周病的预防方法
2. 掌握牙周治疗的基本理论
3. 掌握牙周系统治疗方法
4. 掌握牙周治疗内容
5. 掌握牙周基础治疗的内容
6. 掌握牙周手术的内容
7. 熟悉口腔功能恢复治疗的内容
8. 掌握牙周支持治疗和维护期治疗的内容

第一节　牙周病的预防与牙周治疗的基本方法

一、预防牙周病的意义

　　截至 20 世纪中叶,牙周病被认为是不治之症,到了 20 世纪末,随着牙周病的病因逐渐明确,牙周病的治疗方法越来越成熟。目前一致认为,牙龈炎和牙周炎是由菌斑中的细菌(口腔常驻菌)引起的感染性疾病。另外,咬合性创伤是由超出牙周组织承受能力的殆力(咬合创伤)造成的损伤。可通过控制菌斑和消除殆创伤预防牙周病。

　　去除和减少牙菌斑的方法又称为菌斑控制。如果从牙齿萌出时就适当地控制菌斑,也许不会出现牙龈炎和牙周炎。即使出现了牙周炎症,其恶化速度也相对缓慢(图Ⅱ-1-1,图Ⅱ-1-2)。

　　患者可通过刷牙和使用清洁工具清除牙龈缘部位的菌斑,达到预防牙周病的目的。但刷牙不能完全清除牙面、牙龈缘和牙间隙附近的菌斑。另外,患有牙周炎并形成牙周袋时,去除牙周袋内(牙龈缘下)的菌斑就更加困难了。牙周袋内残存的软垢进一步堆积、钙化,炎症不断恶化,加深牙周

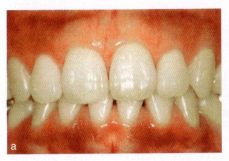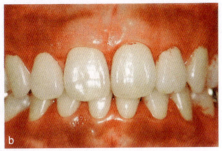

图Ⅱ-1-1　健康的牙周组织

a. 没有牙龈炎症的口腔,菌斑的附着量很少;b. 菌斑染色后

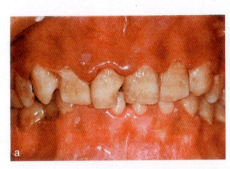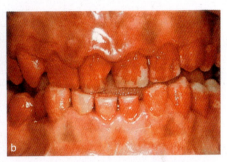

图Ⅱ-1-2　有炎症的牙周组织

a. 牙龈有炎症且患龋的患者口腔卫生差,菌斑的附着量很多;b. 菌斑染色后

袋,形成恶性循环(图Ⅱ-1-3)。因此,以牙周病的预防和治疗为出发点,指导患者熟练掌握正确的口腔清洁方法,并养成良好的口腔卫生习惯非常重要。

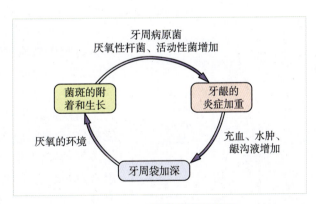

图Ⅱ-1-3　牙周袋的恶性循环

　　此外,有研究者认为牙周病与患者的生活习惯、饮食习惯、刷牙习惯及吸烟有关,所以仅靠口腔科医生进行牙周治疗不能彻底改善牙周问题(表Ⅱ-1-1)。如果没有改善患者的生活习惯,增强患者口腔自我保健意识,牙周治疗将无法成功。牙周病的危险因素包括细菌、宿主和环境等,当这些因素同时存在,牙周病就会发生并且恶化(图Ⅱ-1-4)。牙周病的危险因素中

最重要的是细菌因素,其他关联性高的因素,包括吸烟等环境因素以及咬合创伤和糖尿病等宿主因素。

表Ⅱ-1-1　生活习惯与生活习惯常见病的关系

生活习惯	生活习惯常见病
饮食生活	2型糖尿病、肥胖、高脂血症、高尿酸血症、心血管病、大肠癌、牙周病等
运动习惯	2型糖尿病、肥胖、高脂血症、高血压等
吸烟	肺鳞状上皮癌、心血管病、慢性支气管炎、脑血管疾病、肺气肿、牙周病等
饮酒	酒精性肝病、(牙周病)

(公衆衛生審議会答申,1996年より)

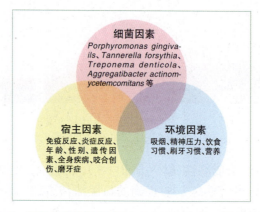

图Ⅱ-1-4　牙周病的危险因素(臨床歯周病学,第2版,2013より)

牙周病的危险因素被分为3类:细菌因素、宿主因素、环境因素

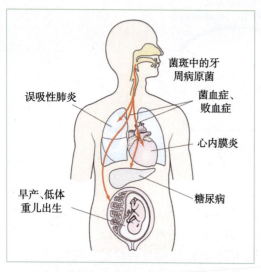

图Ⅱ-1-5　由菌斑中的牙周病原菌引起的全身疾病

口腔作为消化器官的一部分与全身关系密切,也会受到全身状态的影响。因此,牙周病有时也会受全身状态的影响,反之也可能成为全身疾病发生的诱因。随着社会的发展和老龄化,全身疾病状态也越来越复杂。而且服用多种药物的、有不良生活习惯、精神问题的患者数量也在增加。如果牙周病一直未得到有效治疗,口腔内将长期存在慢性炎症,增殖的牙周病原菌和炎症性因子会侵入血液,或因误吞误吸被转移到心脏和肺部等其他脏器中,可能会引起新的疾病(图Ⅱ-1-5,表Ⅱ-1-2)。因此预防或控制牙周病,不仅可以保护牙齿和口腔健康,也有助于维护全身健康状态,对营造丰富和舒适的生活状态非常重要[1]。

	疾病
与牙周病相关联的全身疾病:	
可能成为牙周病危险因素的全身疾病	糖尿病、骨质疏松症等
牙周病可能变成危险因素的全身疾病	心血管病(冠状动脉疾病、心内膜炎)、糖尿病、吸入性肺炎、低体重出生儿、早产等
症状可能出现在牙龈和口腔中的全身疾病	白血病、获得性免疫缺陷综合征、皮肤科疾病等
有可能作为全身疾病治疗药物(抗癫痫药、降压药、免疫抑制剂等)的副作用出现	牙龈增生症
精神状态引发的相关疾病	自臭症、颞颌关节炎、坏死溃疡性牙龈炎及牙周炎(NUG及NUP)等

二、牙周病的治疗原则

疾病治疗的原则是去除病因,牙周病治疗的原则也是以去除主要病因——牙菌斑为基础。尽管治疗可以减少菌斑数量,但是无法完全去除牙菌斑。咬合异常以及全身相关因素,也是无法完全去除。另外,在口腔医院里暂时去除了牙菌斑和牙石后,如果不能有效控制牙菌斑和其他影响因素,(患者)不能及时在家中进行口腔清洁(家庭自我护理),不能改善饮食和吸烟等日常生活习惯,也无法达到预期的牙周病治疗效果。牙周病的管理是在患者和口腔卫生士、口腔科医生的相互理解以及长期合作下进行的,只有这样才能从根本上预防牙周病的发生和复发[2]。

在迎接老龄化社会到来之际,为了维护美丽健康的牙齿和保持健康的口腔状况,享受舒适丰富的生活,预防牙周病和龋齿非常重要。为此,人们应该反思自身的饮食等生活习惯,如有不良习惯及时改善。牙周病是可以控制的,但仅通过自身的口腔清洁无法达到控制效果,因此建议患者定期到口腔医疗机构就诊,进行专科治疗。

第二节　牙周病治疗的实施

牙周治疗的基本方法是去除或控制病因,阻止牙周病的进展,进一步促进组织修复,使已破坏的牙周组织再生。

为了提高牙周病的疗效,合理进行治疗,首先向患者说明牙周治疗的意义和目的,然后再开始治疗。进行必要的临床检查,掌握牙周组织的破坏程度和病因,做出正确的诊断,并以案例分析和预后判定为基础,充分考虑患者的预后期望和经济状况以及全身健康状态,制订适当的治疗计划。向患者充分说明牙周治疗的内容,得到患者的同意(知情同意)后再进行牙周治疗。

　　牙周治疗的开展,可能会受到牙菌斑的质和量的差异、菌斑蓄积及其相关影响因素、病变的恶化程度、患者期望的高低等影响,根据目前已报道的研究结果和临床案例的统计情况看,基本的治疗流程实施如下(图Ⅱ-1-6)[3],[4]。

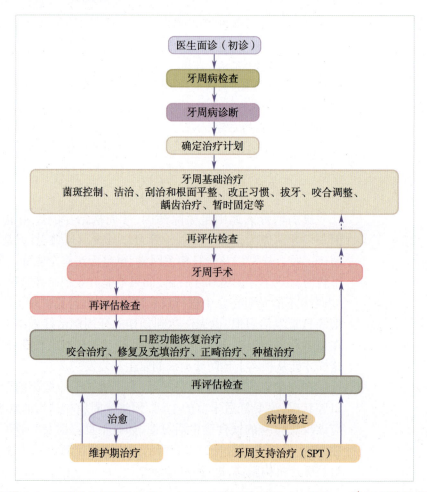

图Ⅱ-1-6　牙周治疗标准的实施(日本歯周病学会編:歯周治療の指針2015[5]より引用改変)

一、初诊与面诊

　　患者可因多种主诉或困惑来院,不一定仅仅与牙周病有关。首先对该部位进行检查及诊断,有疼痛时应尽快止疼。有些问题经应急处理即可解决,但是牙周病的患病率很高,因此应当对全口进行详细的检查和诊断。

(一)患者的健康教育及主动性的调动

　　牙周病是慢性疾病,病情进展时可能并未出现疼痛症状。因此,即使患者在口腔医院就诊,由于缺乏对自身患有牙周病的警觉性,能够理解发病原因、发展过程及恶化的危险因素的患者较少。牙周病的发病原因是牙菌斑，因此患者通过口腔清洁除去牙菌斑，对牙周治疗也非常重要。在牙周治疗过程中，如果患者不努力通过自身行为来恢复口腔健康状态，将无法实现有效的牙周治疗。因此，向牙周炎患者充分介绍牙周病病因、发展特征及危险因素，取得牙周治疗同意（知情同意）以及患者的配合非常必要。多由配合口腔科医生的口腔卫生士对患者进行口腔健康指导。

患者认识和理解牙周炎后，应主动按照口腔科医生和口腔卫生士的指导进行日常清洁，坚持口腔自我维护。适宜的动力能够使患者认识到牙周治疗中坚持口腔自我维护的必要性，这样可以维持长期良好的口腔卫生状况。

（二）患者知情同意

评估患者对牙周病的了解程度，为患者讲解正确的牙周病知识，让患者认识自身口腔内的健康状况。在此基础上，向患者说明将要进行的牙周组织检查、治疗及其优缺点、替代疗法等，取得知情同意。对患者进行解释说明时，结合牙周病相关的书籍、小册子或者动画等视觉素材进行讲解，对获得患者的知情同意会有更好效果。

（三）患者依从性

如果患者的依从性较差，牙周治疗就达不到理想效果。不管牙周治疗多么彻底，如果患者自己不能坚持清洁和维护口腔健康状况，牙周病就会复发。因此，医患之间有必要通过上述的知情同意来确立信赖关系，将生活习惯转变为保健行为。具体来说，患者需要做到口腔的自我清洁和维护，并且去除吸烟等牙周炎危险因素以及引发牙周炎的全身因素。

二、紧急处理

牙周治疗的紧急处理包括对急性牙周脓肿（图Ⅱ-1-7）、异常出血、疼痛和松动等情况的处理。

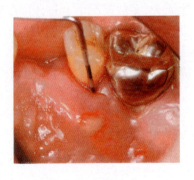

图Ⅱ-1-7　急性牙周脓肿
25 的腭侧牙龈肿胀，牙周袋深 6mm，还可见瘘管溢脓

（一）急性牙周脓肿

切开脓肿排出脓液和消毒，局部上药，全身应用抗生素。

（二）异常出血

如果患者有全身出血的情况需向专科医生交代病情。口腔内局部出血时,使用纱布等进行压迫止血,对周围组织采取缝合或电刀电凝等止血处理。

（三）疼痛

由龋齿引发急性牙髓炎出现的疼痛,可使用氧化锌丁香油水门汀进行牙髓镇静、拔髓、放入止痛药等;如果存在咬合异常出现咬合痛时,需要对异常的咬合接触进行调𬌗,并给予止痛药。

（四）松动

对超出牙周组织适应能力的过大外力造成的牙齿病理性松动进行调𬌗、暂时固定等,拔除预后不良的牙齿。

三、检查、诊断、确立治疗计划并向患者说明

向患者说明牙周病的病因、治疗的必要性以及牙周病管理方法,使患者认识到牙周治疗的重要性。取得患者同意后检查牙周病的进展情况及其病因。对牙齿逐一检查、评估,同时掌握口腔整体状态。在检查收集相关信息的基础上,考虑患者的全身状态以及预后期望,制订治疗计划。进一步阐明动机,并签署手术同意书,取得患者配合。

充分掌握患者的主诉、既往史和症状,正确地进行牙周病检查,不仅仅是口腔科医生,也是口腔卫生士的工作。检查耗费时间,且涉及多个科室以及多种检查手段,所以要考虑到患者的感受并提高效率。

四、牙周基础治疗

牙周疾病治疗的目的是减少牙周病的最主要病因,即减少菌斑的数量,减轻炎症,阻止病变恶化。菌斑控制的基本方法是口腔清洁指导,让患者认识到口腔清洁的重要性,并遵照执行。进而去除妨碍口腔清洁的牙石和不良修复体,消除和改善菌斑堆积的因素。另外,还要暂时处理严重龋齿和牙体缺损等引起的咀嚼障碍。

对于牙龈炎和轻度牙周炎,多数情况下通过牙周基础治疗就可以恢复。鼓励和要求患者在治疗期间严格执行家庭自我护理和改善生活习惯（如吸烟者戒烟、糖尿病患者加强运动和饮食限制等）。

牙周基础治疗在牙周治疗中非常重要,口腔卫生士需要积极参与其中,责任重大。

（一）患者教育

向价值观多样化的现代人解释口腔功能的重要性并使之充分理解并不容易,需要考虑到患者不同的年龄、生活习惯和环境因素,以简单易懂的方式进行解释说明。

（二）口腔清洁指导

简明易懂地讲解刷牙和刷牙方法很重要,难以清洁的部位因人而异,应当根据每个患者的检查结果进行针对性的指导。向患者展示牙菌斑指数,或者进行口腔内染色观察,边讲解边反复操作,如果患者能够顺利地进行口

腔清洁应给予充分的表扬和鼓励。

（三）洁治、刮治和根面平整

掌握正确的洁治、刮治和根面平整（scaling and root planning, SRP）是口腔卫生士的重要目标之一。充分有效地使用SRP去除患者深牙周袋内部的牙石非常困难，口腔卫生士需要熟练掌握该项技术。

（四）改正不良习惯

磨牙症、舌习惯、咬唇等不良习惯是牙周组织的外伤性因素，可能导致不正常的咬合，因此应该让患者知道并进行自我约束、纠正指导和自我暗示。

（五）预后不良牙齿的拔除

牙周病恶化、牙齿松动明显、牙周袋深、被诊断为预后不良、无法保留的牙齿，还会妨碍菌斑控制和咀嚼功能，最好早期拔除。

（六）调𬌗

由于牙齿的位置异常、排列不齐、咬合不良等，使牙周组织产生咬合创伤，可以调磨产生异常咬合力的部分牙冠组织，以减轻对相应牙齿的负担，使咬合力分散至多颗牙齿。

（七）暂时固定

将明显松动的牙齿暂时用黏接树脂或钢丝与邻牙连接固定，可以使患牙牙周组织所受的外力减少、咬合稳定，牙周治疗操作容易进行，也可用于确定是否保留患牙。

（八）龋齿治疗及根管治疗

𬌗面的龋齿会破坏咬合的稳定性，颈部的龋齿妨碍菌斑的控制，因此应进行适当的充填修复处理。龋坏较深引发牙髓炎时，则需进行根管治疗。

（九）充填、修复治疗

边缘不密合或过高的充填体、修复体会妨碍菌斑控制，引起咬合创伤，应适当修整或去除。主要方法是使用树脂类材料充填或制作修复体进行修复，以恢复咬合、发音、美观以及改善牙周环境。

五、再评估与修订治疗计划

通过牙周基础治疗后，评估治疗效果达到的程度，并根据再评估的结果修正治疗计划，过渡到下一治疗阶段。后续进行牙周手术时也需要进行再评估，根据治疗的进展反复评估治愈状态，进一步修订治疗计划。

再评估时，若菌斑等致病因素已去除，牙周病得以改善，再进行口腔功能恢复治疗、维护和牙周支持治疗（supportive periodontal therapy, SPT）。

六、牙周手术

再评估时，如果发现经牙周基础治疗后仍有部分未治愈，即存在深牙周袋或残留骨缺损或根分叉病变的情况下，通常采用牙周手术去除或减少病变。另外，对于牙周病引起的牙槽骨病变部位形成的骨缺损，可通过取患者自体骨组织和人工骨移植手术进行修复。

在进行牙周手术时,口腔卫生士需要充分了解患者的全身和牙周组织的状态。另外,在与口腔科医生协同工作时,准备器械、彻底消毒、术野止血、吸引血液与唾液、处理污染物、应急处理等随机应变的能力十分重要。

七、再评估

牙周手术后还要进行再评估,若治疗效果良好,则进行口腔功能恢复治疗、SPT、维护。治疗效果不理想时,则需再次治疗。

八、口腔功能恢复治疗(口腔修复治疗)

尽管进行了牙周手术,在牙周病显著恶化的情况下,还是需要拔除不能保存的患牙。牙列缺损的情况下,可以进行固定义齿、可摘局部义齿或种植义齿修复。没有拔除但存在牙周支持组织丧失的牙齿,则较多采取与邻牙连接固定的方式。修复体和种植义齿也会存在菌斑的附着与增殖,因此和天然牙一样进行充分的菌斑控制非常重要。

存在牙列不齐及咬合明显异常的情况时,应正畸治疗。近年来,正畸治疗不仅用于改善美观,也常作为牙周治疗的一个环节以及修复体和固定装置安装之前的准备。

通过固定、修复或正畸治疗,牙冠和牙龈形态,特别是牙间隙的形态发生变化,导致口腔环境改变,因此应再次进行口腔清洁指导。必要时,再次进行基础治疗。

九、再评估

口腔功能恢复治疗之后进行再评估,如果治疗效果良好则进行维护、SPT,效果不理想则再治疗。

十、维护期、牙周支持治疗(SPT)

牙周病是极易复发的疾病,原因是残存在口腔内的致病菌可再形成菌斑。因此,在牙周病得到改善之后,必须定期来医院复查,维持已获得的健康状态。复查大多每3~6个月进行一次。在口腔科医生的指导下,口腔卫生士可以独立完成来院时的再次评估,必要时进行口腔清洁指导、刮治和其他治疗,其目的是维持牙周组织的健康状态。针对日本老龄化社会的国情而言,长期坚持开展定期的患者管理和指导非常重要。维护、SPT 的具体内容如下[5]:

SPT:通过牙周基础治疗、牙周手术、口腔功能恢复治疗(充填治疗、修复治疗)维持牙周组织的稳定。以口腔卫生指导、专业化牙齿清洁(PMTC)、牙周袋内洁治、刮治和根面平整、调殆等治疗为主。

维护:通过牙周基础治疗、牙周手术、口腔功能恢复治疗(充填治疗、修复治疗)治愈的牙周组织,为了长期维持其健康状态而进行的维护管理。牙菌斑控制不彻底时,牙周病容易复发,所以必须定期维护。维护包括患者本人的自我护理以及由口腔科医生、口腔卫生士进行的专业护理。

参 考 文 献

1）長谷川紘司ほか編：歯周病と全身の健康を考える. 医歯薬出版, 東京, 2004.
2）鴨井久一ほか編：標準歯周病学. 医学書院, 東京, 2005.
3）黒崎紀正ほか編：イラストレイテッド・クリニカルデンティストリー②歯・歯髄・歯周組織の疾患. 医歯薬出版, 東京, 2001.
4）覚道建治ほか編：起こりうる問題点と解決法. 永末書店, 京都, 2002.
5）日本歯周病学会編：歯周治療の指針 2015. 医歯薬出版, 東京, 2016.
6）日本歯周病学会編：歯周病の検査・診断・治療計画の指針 2008. 医歯薬出版, 東京, 2009.

（崔静　吴迪　译, 胡菁颖　审校）

第二章　牙周病的检查

第一节　以患者主诉为中心的一般检查

通过患者主诉，了解患者就诊的主要原因。由于很多患者通常多病共存，因此，让患者主动叙述就诊原因并明确疾病之间的相关性非常重要，并且需要通过口腔内一般检查来确定主要病因和次要病因。

一、医生接诊（问诊）

初次就诊需要考虑患者的感受（包括与疾病有关的特殊情况）。根据事先获得的信息（即问卷），通过与患者交谈，获取包括患者病情在内的各类信息。

在实际问诊时，要避免主观偏见，收集诊断所需的所有信息，包括主诉、现病史、社会史、既往史和家族史，并且需要把收集的信息整理成浅显易懂的形式。

此外，有些病情是患者无意识地未叙述或被隐藏在很多其他信息中的。问诊不仅需要通过患者获取必要信息，还要观察患者的外在表现和行为状况了解其近况。另外，根据患者主诉内容进行客观解释，消除患者顾虑，帮助患者改变生活习惯。问诊的重点是简明易懂地表达复杂的信息，并理解患者的感受，从而与患者建立良好的医患关系。

如果患者需要紧急处理时（通常是侵入性治疗或药物治疗），医生应注意问诊。除现病史和全面的既往史外，还需要提供其他医院的治疗史、用药史,问诊前是否进餐、睡眠状态、精神状态等信息。针对糖尿病患者,获得上述信息对其预防低血糖性晕厥非常重要。对于有药物过敏史、口腔麻醉过敏史、备孕的患者,问诊时需更加谨慎。

二、口腔内一般检查

问诊后的口腔内一般检查重点是口腔黏膜而非牙齿,观察黏膜的形状、颜色和湿度。

观察黏膜的创伤性变化(如咬伤、由于咀嚼或磨牙导致的牙齿磨损及形态改变、下颌突出或骨软骨瘤所导致的骨质增生以及黏膜变薄)、自身免疫性疾病(天疱疮、类天疱疮、复发性阿弗他溃疡、扁平苔藓等)、癌性病变(癌前病变:白斑、红斑或癌:舌癌、牙龈癌等)、感染性疾病(真菌病:念珠菌病;病毒感染:疱疹性口炎、带状疱疹、手足口病、疱疹性咽峡炎;AIDS 或 HIV 感染相关性疾病:毛状白斑、阿弗他口炎、念珠菌病、卡波西肉瘤;性传播疾病包括:疱疹感染、衣原体感染、淋病奈瑟菌感染、传染性单核细胞增多症、梅毒和 HIV 感染;其他:肺结核),需要注意对口干症与牙周病进行鉴别。

通过问诊了解患者的生活方式,可为疾病检查提供重要信息。除通过影像检查(正常照相检查或 X 线检查:口内 X 线检查、曲面体层片、CT 检查、MRI 检查或热成像等)硬组织和软组织外,还可以通过实验室检查(与活体组织检查或涂片相关的病理学、细菌或病毒学检查)获得重要信息。此外,还可以通过血液检查获得全身情况的相关信息。

除一般的口腔内检查外,牙周的检查主要包括影像学检查和探诊。除检查牙齿和牙列的形态外(包括磨损部分和咬合接触区的检查),可通过肉眼检查下颌运动,通过咬合时的声音和牙齿松动来检查咬合状态和𬌗力的平衡,通过 X 线检查骨白线和牙周膜的状况,还可通过牙龈外观推测出各种骨缺损的形态。

第二节　牙周病的检查

牙周病是由于口腔细菌的慢性感染引起的感染性组织破坏,需要通过以下项目诊断:

①口腔细菌感染
②牙周组织炎症
③牙周组织破坏
④口腔治疗的功能恢复方法和恢复程度

这些内容不仅提供通过义齿修复进行功能恢复所必需的信息,还可以预防牙周组织感染、消退炎症,并在控制感染的同时重建美学和功能性牙周组织结构（包括组织再生），是牙周治疗所必需的信息。

在基础检查中，要使用人类的感官（视觉、听觉、嗅觉、味觉、触觉）中除味觉之外的四种。作为实际的检查方法，除了在椅旁直接检查以外，还需使用各种仪器检查和实验室检查（表Ⅱ-2-1）。此外，有关味觉信息，在问诊时患者会主动说明。

表Ⅱ-2-1　检查方法及内容

检查方法		内容			
		感染	炎症	组织破坏	功能的丧失和恢复
椅旁检查	视诊	牙菌斑、牙石（数量、部位和颜色）	牙龈的形态和颜色出血肿胀程度和范围	牙龈、牙列与邻面和对颌牙的接触状态	牙齿和义齿的活动咬合和牙齿移动时牙龈颜色的变化
	听诊	（－）	（－）	（－）	牙齿和修复体的松动咬合关系
	嗅诊	口臭（可以估算细菌种类）	口臭（与排脓有关）	（－）	义齿下方的龋齿和食物残渣（包括牙菌斑）
	触诊	牙菌斑和牙石的性质（老化和硬度）	牙龈肿胀部位（压痛、硬度、波动等）出血下颌/颈部淋巴结肿大、压痛、活动	牙槽骨吸收（牙槽骨开裂和开窗）	牙齿和义齿的活动咬合关系
	仪器等的检查	探查根面的性状相差显微镜观察细菌酶法检测特定细菌	检查龈沟液渗出量探诊时的出血	检查牙周袋深度	与邻牙接触的强度咬合接触点的位置和大小
检查室	X线检查	牙周-牙髓病变部位	X线透过性增强部位	骨吸收度冠根折等	义齿的形态和适应性
	血液检查	白细胞的数目总IgG量细菌检查（针对特定细菌的IgG量）	C反应性蛋白（CRP）	（－）	（－）
	其他检查	细菌检查（检测特定的细菌DNA）	（－）	（－）	（－）

一、检查牙周组织的破坏程度

通过普通的牙周检查了解牙周组织的破坏程度。根据破坏程度、发病时间和进展速度,菌斑生物膜的量和牙龈的炎症程度,判断是慢性牙周炎或者侵袭性牙周炎。另外,综合考虑牙周组织的破坏程度(年龄、癌症治疗或者内脏器官移植治疗的易感状态),可以判断牙周病的进展程度和牙周病对全身的影响。

(一)牙龈检查

检查的重点是视诊牙龈的形态和颜色、触诊牙龈的硬度和温度以及嗅诊。

牙龈乳头的肿胀(充血水肿或纤维化),颊侧或唇侧牙龈 V 型或 U 型的曲线型裂痕,牙龈退缩。此外,边缘龈球状增厚,以及腭侧牙龈呈堤状隆起的特征形态。

牙龈退缩包括 Miller 分类和 Maynard 分类,以退缩程度和治疗方法为基础。牙龈的颜色是根据 Schour & Massler 定义的 PMA 指数分类,正常的颜色是淡粉色,根据炎症的程度变为红色或暗红色。

根据探诊也可以判断牙龈肿胀的状态(水肿或纤维化),还能判断牙槽骨的状态和牙龈的炎症程度(出血和溢脓)。由 Löe & Silness 定义的牙龈指数(GI)包括上述检查结果。另外,可以通过炎症部位的温度和体温,了解急性期的炎症程度和对全身的影响程度。

还可以通过探诊时溢脓等渗出物产生的气味,来确定炎症的部位。通过有无口臭,筛选牙周病患者、判断牙周病的活跃度。

1. 颜色

检查炎症引起的牙龈变红

①正常牙龈颜色:淡粉色,比牙槽黏膜白(图Ⅱ-2-1)。

②随着慢性炎症的进展,牙龈颜色从鲜红色向紫红色或暗红色变化(图Ⅱ-2-2)。

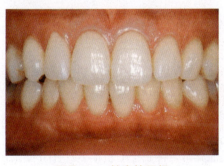

图Ⅱ-2-1　健康的牙龈

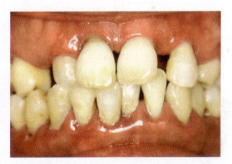

图Ⅱ-2-2　牙周炎患者的牙龈

颜色变化的范围是沿龈乳头→游离龈→附着龈→牙槽黏膜扩大。甚至在急性期炎症会波及颌面部软硬组织(颌下区和眶下区)。

③与习惯有关的牙龈颜色的变化:吸烟者的牙龈大多是暗红色或黑色素沉着(也可以通过嗅诊确认是否吸烟),甚至会产生白斑。

笔记

牙龈指数（GI）：将每个牙的牙龈边缘分为颊侧、舌侧、近中及远中 4 个区域，分别记录以上 4 个区域的炎症情况，将每个牙的 4 个记分相加除以 4，即为该牙的分值，将各牙分值相加，除以受检牙数，为该受检者的分值。

PMA 指数：每颗牙齿的牙龈分为三个部分：龈乳头、游离龈和附着龈，分为有无炎症两个方面进行计分，以每个牙齿累积分值总和作为 PMA 指数。

2. 形态

检查炎症引起的牙龈形态变化：

①正常的牙龈形态：牙间乳头呈锥形，以附着龈为中心，存在点彩，附着龈的宽度和厚度与周围组织有连续性，膜龈联合的位置离开牙齿，边缘龈不会因为上下唇系带或颊系带牵拉而移动。

②慢性细菌感染的炎症，牙间乳头包括部分附着龈有水肿性肿胀呈球状，像注水的气球，激惹后会发生牙周袋出血。牙龈炎症消退后，牙间乳头收缩并消失，在牙间区出现黑色三角形间隙，从而影响美观（图Ⅱ-2-3）。

③由于长期持续服用抗癫痫药物、抗惊厥药（苯妥英钠）、降压药（硝苯地平等钙拮抗剂）和免疫抑制剂（环孢素）等药物，会引起龈乳头及部分附着龈发生纤维性肿胀，从球状变成菜花状（图Ⅱ-2-4）。甚至出现牙龈覆盖牙冠的情况。有些肿胀为实质性肿胀，较坚硬，不一定是由服药引起，但肿胀和炎症及牙菌斑的堆积有关系。通过视诊和探诊鉴别诊断，结合问诊进行确诊。

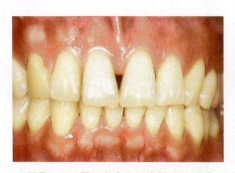
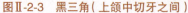

图Ⅱ-2-3　黑三角（上颌中切牙之间）

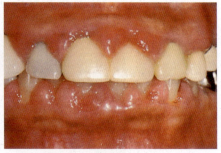

图Ⅱ-2-4　药物性牙龈肥大

④与习惯有关的其他异常牙龈形态（表Ⅱ-2-2；图Ⅱ-2-5，图Ⅱ-2-6）。

表Ⅱ-2-2　不良习惯引起的牙龈形态异常

异常的牙龈形态	相关的习惯
腭侧牙龈呈堤状隆起的形态	口呼吸和吸烟
唇侧龈裂和磨损	不正确的刷牙
唇侧游离龈环状隆起	与咬合创伤有关

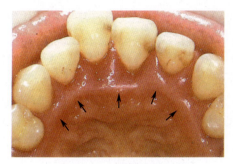
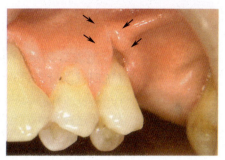

图Ⅱ-2-5　堤状隆起（箭头）　　　　图Ⅱ-2-6　龈裂（箭头）

（二）牙周袋检查

由于炎症导致牙周组织附着丧失以及牙槽骨吸收，龈沟内侧结合上皮沿牙根向深部迁移，形成牙周袋。在牙周袋周围，使用牙周探针进行各种项目的检查（图Ⅱ-2-7）。牙周探针的操作是提插式（参见第130页），测量牙周袋深度，同时探诊牙根表面凹凸形态、龈下牙石、上皮附着（龈沟底、牙周袋底）等部位（图Ⅱ-2-8）。此外，操作时结合拍摄10张或14张的X线片，可以获得更加准确的检查结果。

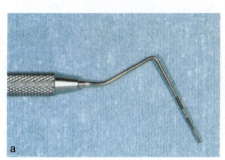
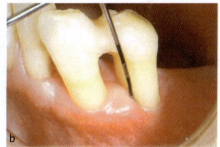

图Ⅱ-2-7　牙周袋检查

a. 牙周探针　b. 牙周袋检查

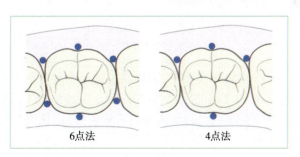

6点法　　　　4点法

图Ⅱ-2-8　牙周袋的探诊部位

为了不破坏牙周袋内侧上皮和根面附着，探诊时压力为0.2~0.25N（20~25g重量）进行检查。探诊时会引起疼痛，因个体感受疼痛差异化，需要向患者作好解释工作后再进行操作。

使用探针检查包括三个参考点：牙周袋底、龈缘和釉牙骨质界（CEJ）。

另外,接受牙冠修复的牙齿,可以把牙颈部修复体和牙体组织的界限作为 CEJ 代替点。

随着牙周病的进一步发展,牙槽骨吸收后殆根向的参考点依次为:① CEJ;②龈缘;③牙周袋底。①-②间距离定义为牙龈退缩(gingival recession:GR),②-③之间距离定义为牙周袋深度(pocket depth:PD),①-③之间的距离定义为附着水平(attachment level:AL)。AL 可以通过公式 AL = PD+GR 获得。在牙周病发展的过程中,AL 的变化量是指牙周软组织与根面的附着量的变化(图Ⅱ-2-9)。

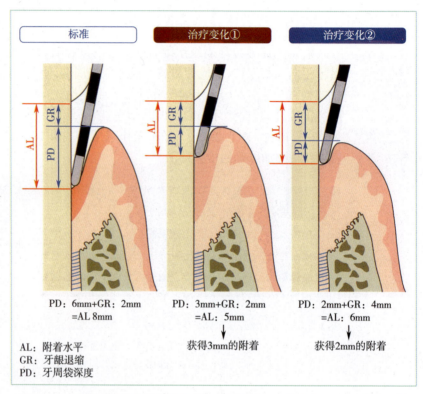

图Ⅱ-2-9　牙周袋深度和附着水平(寺西邦彦监修:日常临床＆チーム医療に活かせる歯科衛生士臨床ビジュアルハンドブック,2010,36 より改変)

在临床实践中,需要通过这三个参考点的位置测量①和③之间的距离,②和③之间的距离和 PD。AL:通过测量①-③之间距离得到;PD:通过测量②-③之间的距离得到。探诊时,用执笔式握持探针,探针尖端沿牙根表面插入牙周袋内,以口内相邻牙作手指支点,保持探针的长轴与牙长轴平行,对测量点进行测量。

测量 AL 和 PD 时观察探针接触牙周袋上皮时是否有出血(BOP)(Ainamo 的牙龈出血指数)。

基于以上检查,计算 PD 为 ≥4mm 或 ≥6mm 的位点或 BOP 阳性的位点占总受检位点数的百分比,从而客观反映牙周病情。

根分叉病变:检查多根牙(上下颌的后磨牙和上颌的第一前磨牙)根分

叉部的牙周组织的破坏状态。由于一般的牙周探针很难进入根分叉区域，需要使用专用根分叉探针（图Ⅱ-2-10）。

根分叉病变的分类包括Lindhe & Nyman 的水平分类和 Glickman 分类（图Ⅱ-2-11）。

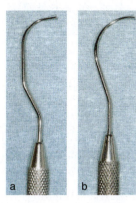
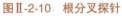

图Ⅱ-2-10 根分叉探针

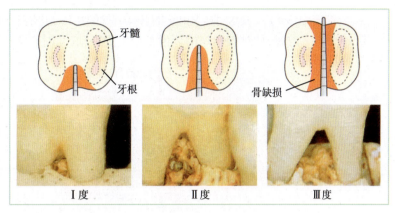

图Ⅱ-2-11 Lindhe 和 Nyman 的水平分类

Ⅰ度：骨吸收 1/3 以内 Ⅱ度：骨吸收超过 1/3,尚未与对侧相通 Ⅲ度：探针水平进入分叉区并与对侧相通

Lindhe 和 Nyman 的水平分类：

Ⅰ度：骨吸收在牙颊舌径宽度 1/3 以内

Ⅱ度：骨吸收超过牙颊舌径宽度的 1/3,尚未与对侧相通

Ⅲ度：探针水平进入分叉区与对侧相通

在多根牙的牙周袋内有多种细菌或抗原物质积聚,容易使牙周袋内上皮连续性遭到破坏,产生溃疡样改变。在探诊操作时,探针刺破牙周袋底,可能存在导致牙周袋内细菌感染或扩散的风险。

笔记：Glickman 分类

分为Ⅰ～Ⅳ度。Ⅰ度：可探及根分叉外形轮廓,但无法水平探入,在根分叉处有病变,但无 X 线异常。Ⅱ度：部分根的分叉区有牙槽骨破坏和吸收,用牙周探针可部分插入根分叉区内,但不会与对侧相通。Ⅲ度：根分叉处存在牙槽骨吸收,牙周探针可以从颊舌侧或近远中方向进入分叉区与另一侧相通,但它仍被牙龈覆盖。Ⅳ度：根分叉的开口暴露于口腔中,牙周探针可以完全贯通于另一侧。

（三）牙齿松动度

在牙根和牙槽骨之间的牙周膜中,含有以胶原蛋白为主的纤维丰富的结缔组织,它可以缓冲施加于牙齿上的咬合力。牙周膜内含有丰富的血管和神经纤维,对牙齿的负荷和牙齿松动很敏感。但当牙齿受到超过支撑牙周组织生理能力范围的力量（如咬合力等负荷）时,会出现牙齿松动（原发性咬合创伤）。此外,由于牙周病造成的牙槽骨吸收导致牙齿的支持组织减

少,生理范围的力(如咬合力、唇或舌压力等)也会使牙齿松动(继发性咬合创伤)。

在检查牙齿松动时,重点检查创伤的来源。检查前牙时,用镊子夹住前牙切缘作唇舌向摇动。检查后牙时,将镊子喙端并拢,放在牙齿咬合面并向颊舌方向和近远中方向加力(图Ⅱ-2-12)。牙齿松动度根据牙齿移动的方向(3D)及其大小(Miller 的分类,图Ⅱ-2-13)进行分类。另外,在牙齿黏接固定时,如黏接固定的牙齿都会出现松动,此时有必要扩大检查范围。

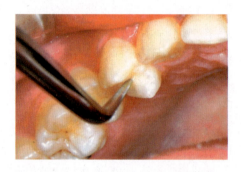

图Ⅱ-2-12　检查牙齿松动度

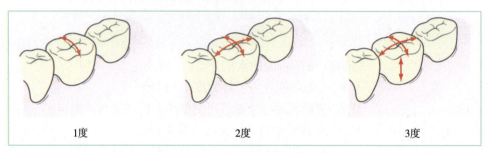

| 1度 | 2度 | 3度 |

图Ⅱ-2-13　Miller 的分类

在咬合时下颌做侧向运动,牙齿会有轻微的松动。用手指同时抵住脸颊和嘴唇两侧的邻牙(左右两侧),以轻微的动作触碰牙齿。此时,通过观察颊侧和唇侧牙颈部的牙龈缺血程度的变化,了解牙齿负荷状况。另外,对松动牙一边叩诊,一边用手指沿牙根贴在颊侧和唇侧的牙龈上,可以感觉到骨吸收的程度(裂开和穿孔)。

二、检查致病因素

牙周病是由牙菌斑中的牙周致病菌引起结缔组织和牙槽骨破坏的炎症性疾病。如果牙菌斑没有清除,厌氧菌会在一周内增加,从而在牙周组织中引起免疫反应和炎症反应。当牙周病得到有效治疗时,牙周袋中的细菌菌群会由治疗前的以厌氧菌为主变为治疗后的以需氧菌为主,炎症随之消退。

(一)检查牙菌斑的附着(PCR)

检查靠近牙颈部的牙面是否有牙菌斑附着(图Ⅱ-2-14)。将所有牙齿分为近中、远中、颊侧(唇侧)、舌侧 4 个面,将 4 个面的牙菌斑数量和面积记分,以反映牙菌斑的附着情况。通常采用 O'Leary 的牙菌斑记录法(PCR),

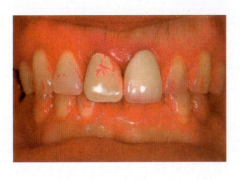

图Ⅱ-2-14　菌斑染色后的口内照

用有牙菌斑附着的牙面数除以总牙面数表示。由于许多患者就诊前刷牙，因此 PCR 法不仅可以检查附着在牙齿表面的牙菌斑，还可以评估患者的刷牙水平。如果牙齿表面未见牙菌斑附着，但牙齿附近的牙龈出现炎症或龈上牙石沉积，可以推断患者牙齿清洁不彻底。

（二）菌斑滞留因素（菌斑堆积因素）

一般情况下，如果口腔内不存在牙列不齐或牙龈形态异常的情况，则牙菌斑较易于控制。如果口腔内有错𬌗畸形（如牙列拥挤），不良修复体等菌斑滞留因素，即使是专业的口腔科医护人员，也很难通过刷牙彻底清除牙菌斑。

1. 牙石

牙石是由老旧的牙菌斑钙化而成，其表面粗糙，容易黏附牙菌斑（图Ⅱ-2-15）。因此，以牙石检查为基准，来反映局部长期存在细菌的情况。可以通过视诊、探诊和 X 线检查确认牙石附着的情况（表Ⅱ-2-3）。

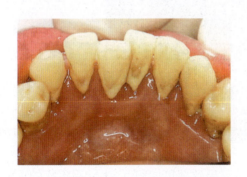

图Ⅱ-2-15　牙石

表Ⅱ-2-3　牙石的检查方法

	龈上牙石	龈下牙石
视诊	• 通过直视确认	• 透过龈缘可以看到一部分 • 用气枪吹开牙周袋，直视下观察牙周袋正下方的牙面
探诊	• 使用探针 • 牙间隙使用牙线	• 使用牙周探针探诊
X 线检查	• 浑浊、不均匀和不透光的图像，重叠在牙釉质图像上 • 主要用于观察牙间隙	• 根面可看到粗糙的图像

根据附着部位将牙石分为龈上牙石和龈下牙石,两者成因不同。龈上牙石与唾液有关,呈黄白色且厚、脆如砂岩。而龈下牙石与血液有关,呈淡褐色且薄,牢固地黏附着在牙根表面。另外,牙石也可黏附于义齿基底和冠修复体上。

2. 龋齿及缺失牙

如果患牙向龋损侧或缺失牙侧倾斜,导致与相邻牙齿接触丧失,食物将进入邻面引起牙周袋的感染加重。可以使用邻接接触区测量分析仪器或牙线,检查接触区的松紧度和形态。

3. 根尖周炎

发生牙周 - 牙髓联合病变时,深牙周袋内细菌可以通过根尖孔或侧支根管进入髓腔,成为牙髓感染的来源。需要通过提插式探诊仔细检查死髓牙的周围区域,并使用 X 线片辅助检查。

4. 牙本质过敏和楔状缺损

两者均可能由刷牙引起,由于发生牙本质敏感,刷牙困难,从而导致菌斑堆积。可以探诊检查,或者通过视诊观察牙齿和牙龈颜色的变化。

5. 修复体和充填体等医源性因素

治疗期间使用的修复体和义齿会导致口腔自洁能力下降和口腔清洁困难(图Ⅱ-2-16)。典型的情况有:桥体底部接触牙龈时,修复体邻面凸度过大或者邻牙间隙过窄、过宽、边缘不密合等。

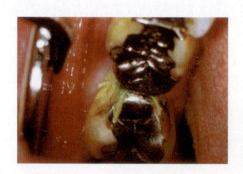

图Ⅱ-2-16　义齿导致食物嵌塞

菌斑滞留因素是导致菌斑堆积,产生牙周疾病的重要因素。大多数仅重视美观或病情复杂的患者不容易发现这些因素,因此检查时要注意向患者说明。

(三)感染及炎症的影响因素检查

牙周病的严重程度有时与细菌的感染量或炎症程度不成比例。如:①免疫力下降易出现炎症反应;②口腔自洁作用在内的身体功能下降。在检查时,必须考虑患者的年龄、身体功能状态、慢性疾病状态以及持续服用药物的影响(副作用)。

1. 患者的体质

通过牙周的解剖特征及问诊检查等,可以确定全身的易感状态,包括先天和后天两方面因素。对于先天因素,应尽早采取预防措施;对于后天因素,应随时观察全身情况和局部变化。

①易感染性体质:中性粒细胞减少症和获得性免疫缺陷综合征(AIDS)等疾病会导致免疫力下降,老龄化也会自然免疫力和组织再生能力下降。问诊结果以及与医生的沟通很重要。

②解剖学特点:牙列不齐(拥挤、移位、倾斜)的部位不仅自洁作用减弱,而且通过刷牙难以清洁干净。如果附着龈宽度较小或口腔前庭极为狭窄,刷牙时刷毛会损伤黏膜,因此难以使刷牙的效果面面俱到。另外,当系带附着于较高位置时,不仅刷牙困难,而且咀嚼和说话时,由于唇或颊侧的运动而拉紧系带,将边缘龈从牙根部拉开,导致含有食物残渣和细菌的唾液被推入牙龈缝隙(或牙周袋)中。

③与牙齿相关的解剖学变异:会促进牙周感染,典型的例子是釉珠和畸形舌侧沟。

2. 患者的生活方式

牙周病是与生活方式密切相关的疾病,并且许多不良习惯会导致牙周组织感染。

①口呼吸:长时间的张口呼吸会使牙齿表面和牙龈干燥。导致牙菌斑牢固黏附在牙齿表面,从而降低自洁作用和口腔清洁的效果。同时,牙龈上皮细胞的活性也降低,使其易于感染和复发。检查包括问诊是否存在口呼吸(并非问"你是否张口呼吸",应询问有无经鼻呼吸困难的影响因素,如鼻炎),检查是否存在口唇松弛、干燥或开裂、上颌前牙唇侧的口呼吸线、腭侧边缘龈的堤状隆起等症状。另外,口臭和打鼾也是参考信息。

②吸烟:长期吸烟习惯不仅会使腭侧边缘龈的形状接近口呼吸的表现,而且还会因烟雾的化学成分和热量的影响减少牙龈的血流量,导致牙龈抗感染能力和组织再生能力下降。此外,吸烟产生的牙齿表面沉积物易于菌斑堆积。在门诊检查时,根据口臭、牙齿表面着色、牙龈颜色和形态的变化等信息综合判断。在问诊中,有时患者会隐瞒吸烟的事实,需要谨慎处理。

③饮食偏好:口呼吸的同时又摄取蔗糖等情况下,牙菌斑会显著增加。这种大多可通过口内检查得到佐证,问诊得到确认。另外,有饮酒习惯、睡前不注意口腔清洁、早晨刷牙时有呕吐感,都是口腔卫生状况的影响因素。

第三节　咬合检查

一、不使用工具检查

观察咬合状态是咬合检查的基础。重点是通过综合多方面观察结果来解释因果关系。同时,有必要区分有意识的下颌运动与无意识的下颌运动,有时患者不能再现无意识的颌运动,可以通过明显的磨耗面来判断。

（一）开口检查

观察牙齿的形态和牙列,查找导致对颌牙早期接触和牙齿之间垂直食物嵌塞的因素。检查牙齿的切端或咬合面磨耗的位置和形状,评估下颌运动时对颌牙的滑动轨迹。还需要检查牙弓的形状和曲度(如下颌弯曲的spee曲线等)。通过这些数据可以推测咬合时的接触部位和承受的咬合力。

（二）闭口检查

通过检查咬合关系(安氏分类)、对颌牙的关系(一牙对一牙、充填式牙尖等),明确深覆𬌗和深覆盖,发现咬合创伤的相关因素。

（三）功能（下颌运动）检查

观察从最大开口到闭口时的下颌运动(左右侧方运动、下颌运动的连续性等)和颞下颌关节的状态(左右协调运动、运动范围、杂音等)。慢慢地闭口咬合,确认从最初上下颌牙齿接触到正中𬌗位时的尖窝交错的咬合位置关系。牙齿轻轻接触时和下颌侧方运动时对应牙齿(特别是上颌前磨牙和前牙)运动的位置关系。此时,确认工作侧的切端或颊侧牙尖相接触时咬合接触的状态。还需注意咬合接触时是否有杂音,由此检查有无咬合创伤。

二、使用工具检查

制取研究模型时应注意有无松动牙,如有松动牙,咀嚼时牙齿会发生移动,在模型上不可再现。使用咬合纸检查时,应发现早期接触和𬌗干扰。

（一）咬合纸

检查三种咬合接触关系(早接触、正中咬合接触、下颌侧方运动接触)。把咬合纸放在咬合面之间,上下颌牙齿进行咬合接触,夹住咬合纸的器械和手指经常会与黏膜接触,因此闭口检查咬合关系时,要注意操作不应影响咬合。在确认咬合接触位置时,要同时观察咬合纸上缺失颜色的部分和附着颜色的牙面(图Ⅱ-2-17)。

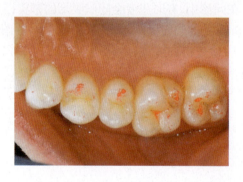

图Ⅱ-2-17　用咬合纸进行咬合检查

检查上下颌牙齿最初接触时,患者在闭口位停止咬合,开口后确认上下颌咬合接触点的位置。之后再闭口咬至正中𬌗位,再开口确认咬合接触点的位置,注意不要叩齿,以避免咬合接触点发生变化。此外,在检查正中𬌗时,从颊侧或舌侧将咬合纸拉出,可了解接触的强度。最后检查从开口的状态到正中𬌗位时,以及在进行下颌侧方运动时,对应工作侧的切端或颊侧牙尖咬合面的位置,以及确认开口时咬合关系的位置。

(二)研究模型

确认牙齿的位置未发生变化,同时还需要检查切端或颊侧牙尖咬合面与对颌牙的关系。在模型上可以从舌侧观察研究模型,有助于确认咬合状态。

牙周病检查时使用研究模型,其目的不仅局限于检查咬合关系(参见第68页本章第五节"二、研究模型")。

第四节 影像学诊断

一、阅读 X 线片的基础知识

根尖片是将三维物体投影在二维平面上,即使是具有"错位"关系且永不相交汇的物体,也会在 X 线片上相交。目前也可以使用口腔 X 线断层摄影术(口腔 CT)通过矢状面、冠状面和水平面获得三维图像。利用这些信息可获得立体图像,能从不同角度进行观察。利用 3D 打印设备(3D 打印机)将该信息制成模型后,就可以进行术前模拟试验。

牙周病检查中的 X 线检查,大多数使用全口拍摄根尖片。其优点是影像分明,缺点是全口需要 10 张以上胶片,排列胶片的操作复杂且拍摄的范围有限,现在常用曲面体层片替代。曲面体层片前牙的图像与脊椎重叠,磨牙区图像倾向于放大,与根尖片相比图像不够清楚,因此不适合用于牙周病的精密检查。

二、从 X 线片获得的信息

因为胶片涵盖了所有区域的信息,所以仔细观察胶片是很重要的。不仅要注意硬组织,还要注意软组织的影像表现。

(一)牙齿及牙周组织

检查牙槽嵴顶和龈缘,通过牙槽嵴顶的白线所呈现状态可以了解牙槽嵴顶的稳定性。观察牙周膜和骨白线的情况,如果牙周膜增宽、骨白线清晰,提示曾经受过外伤;如果牙周膜增宽、骨白线消失,提示牙槽骨正在沿牙根发生吸收;如果牙周膜消失,提示存在骨粘连,需要通过叩诊进行确诊。

观察牙根周围的牙槽骨骨小梁的状态。观察 X 线的通透性变化,不通透且有不规则图案连续性变化的部分,表示有骨改建(反复吸收和重建)。骨吸收或骨新生进行时,需要将现在的 X 线片和过去或将来的图像进行比较再判断。

①骨量或高度:用牙根长度的比例(分数或百分比)表示。

②形态：骨吸收，表现为水平或垂直吸收。沿牙根的吸收为垂直骨吸收。当唇侧和舌侧的牙槽骨嵴顶的高度不同时为水平吸收，所以影像的观察很重要（图Ⅱ-2-18）。

③质：观察骨密度。

如果骨小梁粗糙，则X线通透性增加并且骨吸收正在发展。如果骨小梁致密，X线通透性降低并变白，表明存在骨硬化和骨瘤。另外，牙槽骨嵴顶有无白线表示骨吸收是否在进行。

④牙根的长度与形态：长度与骨吸收度相关，双根牙与根分叉部病变相关。

也需要观察分支部的位置（特别是牛牙样牙）。

⑤牙根邻面的性状：牙石的附着状况和粗糙度（图Ⅱ-2-19）。

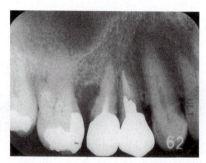
图Ⅱ-2-18　颊侧和舌侧的
牙槽骨不同

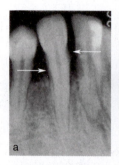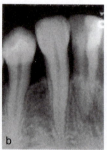
图Ⅱ-2-19　牙根表面粗糙的阻射影
a. 龈下牙石；b. 去除牙石后

⑥牙周膜和骨白线：作为软组织的牙周膜显示X线透射图像，并显示为牙根和牙槽骨之间的牙周膜（图Ⅱ-2-20）。此外，在牙槽骨的牙周膜腔侧有一条白线，它比周围的牙槽骨更不易透射线，称为骨白线。当牙周膜增宽、非连续性骨白线、骨白线变粗时，表明牙根和牙槽骨遭到炎症和外伤结合的破坏。

⑦其他：检查与根尖周炎的关联（根尖疾病提示有副根管或侧支根管的存在）。此外，上颌侧切牙的牙内影像暗示存在腭侧沟。

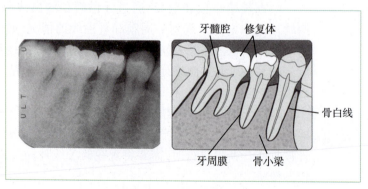

牙髓腔　修复体

骨白线

牙周膜　骨小梁

图Ⅱ-2-20　牙周膜和骨白线

（二）其他信息

在解剖学方面，观察牙周组织与其他相邻结构的关系。其中上颌窦、颏孔及下牙槽神经之间关系最为重要。如果牙槽骨吸收已经到达牙根周围导致上颌窦底被破坏，会引起牙源性上颌窦炎。还应该注意阻生第三磨牙和第二磨牙之间的关系，特别是当第三磨牙拔除后第二磨牙的牙槽骨骨再生延迟，附着龈宽度减少，在第二磨牙的颊侧远中可形成深骨下袋。

当存在骨下袋时，有必要确定牙周手术前存在的骨壁吸收量。此时常规 X 线检查无法掌握详细情况，可以使用 X 线显影的牙周探针等器械（材料）以平行法插入牙周袋内进行口腔 X 线摄影（图Ⅱ-2-21），还可以拍摄口腔 CT。

①冠根比：与骨吸收度相关，可预测牙齿对外力的抵抗性，该抵抗性还与牙根的形态及根分叉的位置有关。

②龋齿和不良修复体/义齿：要特别关注引起菌斑堆积的因素。

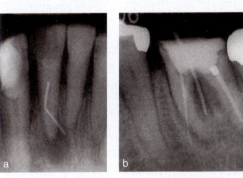

图Ⅱ-2-21　插入牙胶尖的 X 线片
a. 从瘘管处插入；b. 从颊侧和舌侧的牙周袋插入

第五节　其他检查

除了检查患者的治疗记录外，还要对生活习惯进行问诊。这有助于患者了解自身牙周病的进展情况。

一、口内彩幻

在咬合状态下的唇、颊侧面观（正面、两侧的侧方、两侧上下的侧方镜像）以及开口时前牙及两侧后磨牙腭侧、舌侧的镜像等。有必要通过拍摄口内照片记录视诊采集到的特征（舌缘的齿痕等）。特别是舌或腭侧的照片，是向患者进行说明和得到患者理解的重要检查资料。将照片及时交给患者，帮助患者理解牙周病。

二、研究模型

研究模型可以获得系带附着的状态，口腔前庭沟的深度、骨隆突和外生骨疣、修复体等的菌斑堆积因素，牙间和牙颈部存在气泡也可说明该部位的牙菌斑未得到控制，这些均可应用于刷牙指导。可以结合口内检查和牙周病检查的结果，在模型上标记附着龈的宽度和位置及牙槽嵴顶的位置，用于制订牙周手术计划并向患者讲解说明。

三、不良习惯的检查

从维持牙周组织稳定状态的角度思考，多种不良习惯会促进细菌感染，加重牙周病。

首先是吸烟习惯，香烟中的化学物质和热量会使牙龈上皮和免疫细胞受到损伤，从而导致对细菌的防御能力减弱，甚至组织再生能力下降。如果牙根存在因吸烟而沉积的色素，那么菌斑更容易附着，而且色素中的化学物质会加重感染，妨碍组织再生。除问诊外，还可以通过牙齿表面的着色、牙龈中的色素沉着、颊黏膜上皮的白色化（灼伤和白色角化）以及从香烟和吸烟者的唾液气味也能判断患者是否吸烟。

其次是呼吸问题，口呼吸导致牙面和上皮干燥从而菌斑易于黏附在牙齿表面，牙垢难以清除，导致感染增加；牙龈上皮和免疫活性细胞也可因干燥而受损。口唇干燥、上唇正中部周围的纵纹（皲裂）、前牙（尤其是上颌）的唇侧面着色（存在牢固的菌斑），连接前牙的牙颈部边缘龈发红，以及腭侧牙龈（从前牙到前磨牙区）的堤状隆起都是口呼吸引起的症状。

此外，因为过度用力会导致咬合创伤，因此紧咬牙和磨牙症也会促进细菌感染。关于这些检查可参见前文（参见第 47 页）。这些不良习惯也与急躁、谨慎的性格和生活压力有关。

参 考 文 献

1）岡本浩監訳：臨床歯周病学とインプラント. 第 4 版（臨床編），クインテッセンス出版，東京，2005.
2）吉江弘正ほか編：歯周病診断のストラテジー. 医歯薬出版，東京，1999.
3）石川烈編：歯周病学. 永末書店，京都，1996.

（息思扬　蔡宇　译，刘越　审校）

第三章 牙周基础治疗

第一节 牙周基础治疗的目的与效果

一、牙周基础治疗的目的

　　牙周病是在牙面、根面、牙周袋等牙周组织中最先出现,由细菌性菌斑引起的慢性炎症,是一种感染性疾病。包括累及牙龈组织的牙龈病和波及深层牙周组织的牙周炎的两大类疾病。牙周病的发生和进展不仅与细菌性因素有关,还受年龄、性别、全身疾病等宿主因素,以及吸烟、压力、肥胖等环境因素的影响。牙周病的治疗应全面考虑患者口腔乃至全身状况。

　　牙周系统治疗一般分为4个阶段:牙周基础治疗、牙周手术、口腔功能恢复治疗、牙周维护治疗(图Ⅱ-3-1 ①~④)。

　　牙周基础治疗是牙周系统治疗中的第一步,是非常重要且会影响到治疗结果的治疗步骤。目的是通过非手术手段来减轻牙周组织的炎症,具体如下(图Ⅱ-3-1):

　　①患者龈上菌斑的自我控制。

　　②口腔科医生、口腔卫生士协助去除龈下菌斑和牙石。

　　③进行咬合调整,建立平衡的咬合关系。

　　牙周基础治疗完成之后进行牙周组织的评估,决定下一阶段治疗计划。牙周基础治疗是牙周整体治疗的一部分(图Ⅱ-3-1)。

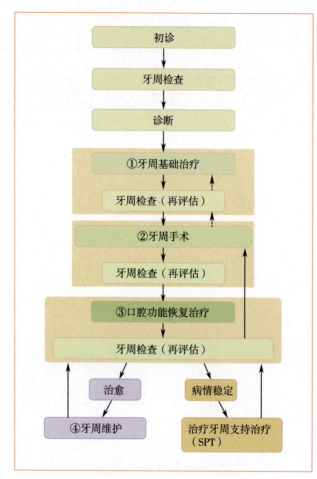

图Ⅱ-3-1　牙周基础治疗在牙周治疗中的位置
（日本歯周病学会編：歯周病の検査・診断・治療計画の指針 2015 より）

二、牙周基础治疗的效果

　　不论是牙龈炎或者轻度的慢性牙周炎不需要牙周手术的患者,还是牙周基础治疗再评估时仍有深牙周袋、牙槽骨形态不良等情况因而需要手术治疗的患者,都需要牙周基础治疗。长期临床研究表明,牙周治疗成功的关键在于牙周基础治疗,而很少依赖牙周手术,因此牙周基础治疗是牙周治疗成功的重要步骤。

　　对牙周基础治疗的效果进行再评估时,主要依据以下几点（图Ⅱ-3-2）:
①急性症状的缓解
②患者熟练掌握自我菌斑控制措施
③慢性炎症症状的减轻
④美观、咀嚼功能恢复及咬合稳定
⑤牙周组织反应和患者依从性一致
此外,有必要评估其他全身性疾病、不良生活习惯等问题并制订相应措施。

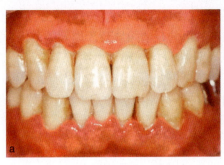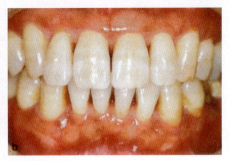

图Ⅱ-3-2　牙周基础治疗效果

a. 初诊时,牙周存在炎症、菌斑和牙石附着;b. 复诊时,牙龈炎症消退,菌斑和牙石清除

第二节　牙周基础治疗的内容

参见表Ⅱ-3-1。

表Ⅱ-3-1　牙周基础治疗的内容

1. 口腔卫生指导	7. 使用保持器等
2. 洁治、刮治和根面平整	8. 局部正畸
3. 龋齿、硬组织疾病的处理	9. 不良习惯的纠正
4. 调整咬合	10. 再评估
5. 松牙固定	11. 药物治疗
6. 拔牙	

　　牙周病是一种慢性疾病,通常具有不伴随疼痛而炎症长期持续的特征。因此,存在大量临床检查时牙齿松动和牙龈肿胀,但没有自觉症状的牙周病患者。此时患者难以接受被诊断为牙周病。

　　牙周病的始动因子是牙菌斑,患者进行口腔清洁、去除菌斑,对于预防牙周病的发生和复发有重要意义。患者口腔健康状况的恢复依赖于自身的主观能动性,积极进行口腔卫生保健,牙周治疗才能取得良好效果。治疗开始前,患者要掌握自身口腔现状,了解牙周病的诱因和恶化的风险因素。

　　开始治疗时,首先了解患者对牙周病的理解程度,让患者正确理解牙周病相关知识,然后再对牙周组织进行检查,阐述治疗计划的优缺点、有无替代疗法等,患者充分知晓后,征得其同意。结合牙周病的书籍、宣传册、动画等视觉教材,会提高宣教效果。

一、口腔卫生宣教

　　牙周病的始动因子为牙菌斑。菌斑控制分龈上和龈下,龈下的菌斑控制是否有效依赖于龈上的菌斑控制程度。患者自身有效的刷牙对于龈上的菌斑控制至关重要。因此有效的口腔卫生宣教对于牙周病的治疗起重要作用（图Ⅱ-3-3）。菌斑控制的目的是清除导致牙周病的菌斑,并抑制菌斑再次附着。菌斑控制分为机械性菌斑控制和化学性菌斑控制。龈上主要以机械性菌斑控制为主,并根据患者自身现状指导口腔清洁方法。以漱口水为代表的化学性菌斑控制的目的是抑制菌斑的形成,是机械性菌斑控制的辅助方法（表Ⅱ-3-2）。

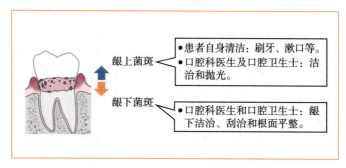

龈上菌斑
• 患者自身清洁:刷牙、漱口等。
• 口腔科医生及口腔卫生士:洁治和抛光。

龈下菌斑
• 口腔科医生和口腔卫生士:龈下洁治、刮治和根面平整。

图Ⅱ-3-3　龈上、龈下菌斑控制的方法

表Ⅱ-3-2　菌斑控制的方法分类

机械控制方法:清洁用物	化学控制方法
牙刷（手动和电动）	抗菌药物
牙线	牙膏中的抗菌成分
间隙刷	漱口水
其他辅助清洁工具	

想一想：

患者主动性

口腔卫生指导是牙周基础治疗中口腔卫生士的重要工作之一。如果以下患者前来就诊,应该如何增强他们口腔卫生保健的主动性?

①20多岁的主妇,轻度牙周炎,菌斑控制不良,未发现全身疾病,未意识到自身患有牙周病。

②40岁男性上班族,轻度牙周炎,菌斑控制不良,2型糖尿病治疗中,未意识到自身患有牙周病。

对于以上患者,仅仅说明刷牙的重要性,以及牙周疾病的危害,就会提升他们口腔保健意识吗?怎么做才能促使他们有所改变?

①通常年轻女性会讨厌不干净的东西,显微镜可以直观展示患者口内的菌斑,让患者产生感性的认知。如果对生育期女性说明牙周疾病与新生低体重儿的关系,将提高她们对牙周病的重视。②如果对其说明糖尿病与牙周病的关系,可以提高患者的主动性。

真正的答案不止一个,只有仔细观察患者,才能达到有效沟通。

保持良好的口腔卫生状况是预防牙周问题再次发生的重要手段之一。口腔卫生指导是口腔卫生士的重要职责。患者关注口腔卫生也会提升其治疗的动力。

笔记：刮治
像去除鱼身上的鱼鳞时使用的工具叫做刮治器。

二、洁治、刮治和根面平整

目前认为，牙石本身不会引起牙周病，但牙石有利于菌斑的附着和增殖，从而导致牙周病的发生和发展（图Ⅱ-3-4）。

洁治和刮治是指用器械去除附着在牙面上的菌斑、牙石和色素（图Ⅱ-3-5）。器械包括：手用器械、声波器械和超声波器械（图Ⅱ-3-6）。

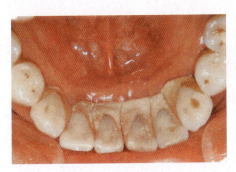

图Ⅱ-3-4　龈上牙石
下牙舌侧附着大量牙石

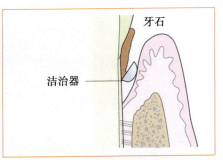

图Ⅱ-3-5　洁治、刮治和根面平整

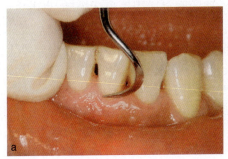

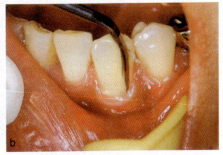

图Ⅱ-3-6　洁治
a. 手动洁治器去除牙石；b. 超声洁治器去除牙石

根面平整是指去除细菌及其内毒素时尽量刮除牙根表面感染的病变牙骨质，并去除腐坏软化的牙本质，使刮治后的根面光滑而平整。使根面光滑的目的是预防根面菌斑的再次附着。一般是对通过刮治牙石后的根面进行根面平整（具体方法参见本篇第一章）。

三、龋齿及硬组织疾病的处理

口内的龋齿、不良修复体或者边缘不良的充填体，都容易附着牙菌斑，难以进行有效的卫生清洁，从而导致炎症。牙周基础治疗时应去除这些导致菌斑滞留的因素，例如进行窝洞充填、制作合适的临时冠等。

四、咬合调整

随着牙周炎的进一步发展,牙齿会发生伸长、倾斜、移位等现象,导致咬合关系紊乱,容易出现早接触、殆干扰,成为牙槽骨吸收、牙齿松动加重的因素。因此应尽量消除创伤性咬合。调殆可以改善牙列的功能关系,使牙齿及其支持组织均匀地承受一定刺激,有利于牙周组织的修复(图Ⅱ-3-7,参见第二篇第五章)。

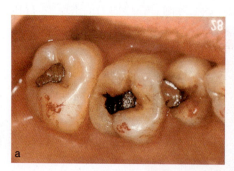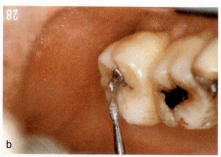

图Ⅱ-3-7　出现早接触时的调殆

五、松动牙固定

松动牙固定的目的是将殆力分散到多颗牙齿,控制牙齿的动度,利于牙周组织炎症的减轻。松动牙固定适用于患牙松动、患者主诉有疼痛等不适感并影响咀嚼功能的早期阶段,以及基础的菌斑控制后炎症状态减轻、调殆后咬合状态稳定的情况。另外,牙周手术治疗后,会导致牙齿松动加重,术前可先予以松动牙固定。松动牙固定一定时间后,观察牙周组织状态,决定牙齿是否可以保留,之后拆除固定装置。

固定法分为内侧固定法和外侧固定法。内侧固定法即"A-splint"法,外侧固定法有牙釉质黏接树脂法和全金属丝结扎树脂法等(图Ⅱ-3-8,图Ⅱ-3-9;参见第二篇第五章)。

笔记

Splint:因为以前临时固定使用丙烯酸(acryl resin),所以被称为A-splint,现在常用黏接性复合树脂。

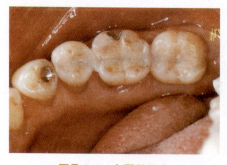

图Ⅱ-3-8　金属丝固定

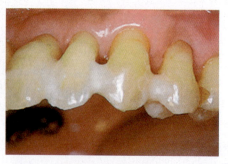

图Ⅱ-3-9　树脂固定

根面清创术

Q：根面清创术是什么？

A："清创术"本意是去除感染和坏死组织。所谓根面清创术，是指去除附着根面的牙石、菌斑等刺激物。

Q：这和洁治、刮治和根面平整不是一回事吗？

A：简单来说，可以认为根面清创术是一个统称。但是，根面平整是以"使根部变得光滑而平整"为目的，而根面清创术是指"消除根面的刺激物"。

Q：具体有什么不同呢？

A：对于存在大量牙石、炎症较重的牙周病患者，进行根面清创术。但对于根面牙石，菌斑附着少的患者，如果有意使根面变得光滑平整，可能会导致过度切削，引发敏感。

六、拔牙

经检查、诊断无保留价值或预后极差的牙齿，在牙周基础治疗中可进行拔除，如：①龋坏波及深部根面；②明显松动；③严重根分叉病变；④劈裂牙等。如患者犹豫是否拔除，可先保存，进行牙周基础治疗之后再评估决定是否拔除。

七、治疗装置

牙齿缺失导致𬌗力不均，牙周基础治疗中患牙拔除后，临时冠修复或可摘义齿修复对于咬合功能的恢复十分必要。口腔功能恢复后，余牙的咬合负担减轻，牙周组织有修复的可能。

（一）可摘义齿

如多颗牙缺失，余牙不能获得适当的咬合力，咀嚼功能受损或不美观，最终修复前，在必须进行牙周治疗时，可行治疗性（过渡性）可摘义齿修复（图Ⅱ-3-10）。

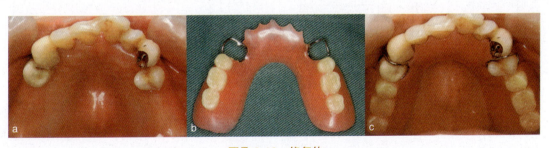

图Ⅱ-3-10　修复体
a. 安装前；b. 修复体；c. 安装后

（二）临时冠

去除不良修复体后，可行临时冠修复，提供更有利的菌斑控制环境及正常的咬合关系，同时临时冠形成联冠也可以起到临时牙周夹板固定松动牙的作用（图Ⅱ-3-11）。

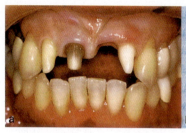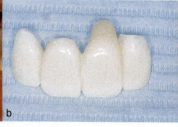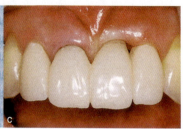

图Ⅱ-3-11　临时修复体修复

a. 安装前；b. 临时修复体；c. 安装后

八、局部的正畸治疗

对于牙周炎引起的牙齿病理性移动，牙齿排列不齐等，会引起𬌗创伤，或因刷牙困难而影响菌斑控制，炎症状态难以改善。此时可进行局部的正畸治疗，形成易于清洁和改善牙周炎症的牙列（图Ⅱ-3-12）。

笔记

口呼吸线如果张口呼吸，牙龈外部接触空气的组织常处于干燥状态，会产生炎症。而口内未直接接触空气的部分则没有炎症，故其边界看上去呈明显的线状。

医用胶带为了使患者睡觉时经鼻呼吸，在嘴唇竖着贴上1~2条医用胶带，注意不要完全封闭整个嘴唇。

口呼吸盾睡觉时将丙烯酸树脂、塑料制的屏障放入口腔前庭部，以防止口呼吸。

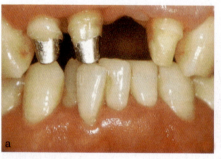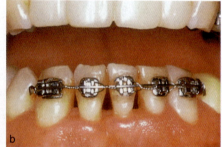

图Ⅱ-3-12　局部的正畸治疗

a. 正畸前，下颌前牙牙列不齐；b. 正畸后

九、纠正不良习惯

（一）张口呼吸

面诊或检查发现患者有张口呼吸等不良习惯时，首先请患者到耳鼻喉科就诊。如牙列不齐导致开𬌗而引起的张口呼吸，患者可使用特殊装备（𬌗垫或医用绷带）作为帮助闭口的方法，清醒时可有意识地进行鼻子呼吸以训练相应的肌群。

（二）磨牙症

磨牙症会引起咬合创伤，破坏牙周组织。可使用𬌗垫等装置恢复牙齿正常接触状态，稳定牙周组织（图Ⅱ-3-13）。

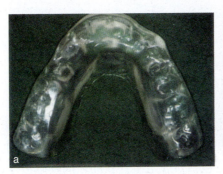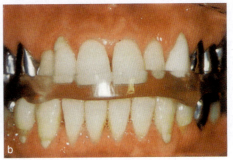

图Ⅱ-3-13　粭垫

（三）其他不良习惯

经常吐舌、咬指甲和喜食硬物，都会对牙齿产生持续的微弱力量，起到正畸力作用，从而使牙齿松动，影响咬合和美观，可以通过肌肉功能疗法（myofunctional therapy, MFT）加以改善。牙周病治疗后，由于牙根暴露和年龄增长导致的口内唾液量减少，患者频繁进食尤其是饮用甜味饮料时，发生根面龋的风险也会增高，所以有必要对患者进行饮食指导。

十、再评估

再评估是牙周基础治疗后进行牙周病复查，评估前一段的疗效。一是评估下一步还需何种治疗，二是观察患者对治疗的反应。据此决定下一阶段治疗计划。可能再次进行牙周基础治疗、牙周手术治疗或是转入牙周维护治疗。

与此同时，需再次评估患者对治疗的理解度和协作度，这也是今后重新审视治疗计划时需要重点考虑的事项。

临床要点

粭　垫

粭垫是指以丙烯酸树脂为材料，覆盖于牙列的咬合面，用于咬合习惯的诊断及治疗的可摘式口内装置。包括稳定粭垫（stabilization splint）、松弛粭垫（relaxation splint）和再定位粭垫夹板（repositioning splint）等，用于降低夜磨牙或牙关紧咬产生的磨耗强度。

参 考 文 献

1）申基喆ほか監訳：Carranza's クリニカルペリオドントロジー．第9版，クインテッセンス出版，東京，2005.
2）鴨井久一ほか編：標準歯周病学．第4版，医学書院，東京，2005.
3）長谷川紘司ほか編：カラーアトラス　歯周病の臨床．第3版，医歯薬出版，東京，1987.

附录：牙周病的药物治疗

牙周病的药物治疗包括全身和局部的药物治疗，作为牙周基础治疗和牙周手术的辅助疗法，可预防性使用以降低术后感染的发生。但是不能依赖药物疗法，应彻底进行包括口腔卫生宣教的牙周基础治疗，必要的部位进行牙周手术。

一、局部药物治疗

（一）局部用药输送系统（local drug delivery system，LDDS）

针对深的牙周袋，一般器械难以深入进行彻底清洁，可以配合局部用药使组织功能得到更好的恢复。局部用药是牙周病药物治疗的重要方面，能有效预防或减少菌斑的形成，可作为牙周病的辅助治疗方法。

①缓释及控释抗菌药物

缓释抗菌药物是指活性药物能缓慢且有控制地从制剂中释放出来，直接作用于病变组织，使局部能较长时间维持有效药物浓度的特定药物制剂。使用专用注射器进行注射（图Ⅱ-3-附录1）。

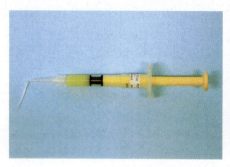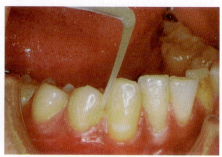

图Ⅱ-3-附录1　抗菌药物及局部上药

使用方法：根据牙周基础治疗再评估的结果，对牙周袋 >4mm 的部位，进行局部上药，使用一个月，每周一次，共四次。牙周袋清洁之后，将注射器伸入牙周袋内，轻轻推注，直至药物点状溢出牙周袋为止。

急性期也可使用。慢性牙周炎急性发作时会形成肉芽组织，在进行牙周袋的清洁后，可将抗菌药物注入牙周袋内。

（二）含漱药物

牙周手术后，手术部位不能刷牙时，常使用漱口水。

漱口水既有药理作用，也能冲出食物残渣，预防口腔异味，保持口腔清爽。漱口水的种类较多，按需选择（表Ⅱ-3-附录1）。

表Ⅱ-3- 附录 1　漱口水

	产品
氯己定	concours F , gum CHX
聚维酮碘	Isozinger Guru
苯甲酰氯	neo green
百里香酚、桉油酚、水杨酸甲酯制剂	listerin

二、全身药物治疗

（一）抗菌药

对于重度牙周病伴有心脏病、糖尿病的患者,联合使用青霉素类和四环素类药物,疗效较好。但滥用抗生素会导致产生耐药菌株及出现菌群交替现象,所以要注意适应证、用法、用量。

最新研究表明,大环内酯类药物对于侵袭性牙周炎有较显著的效果,期待得到良好的应用。

（二）解热镇痛药

非甾体抗炎药物一般用于术后消炎、镇痛。

以上是牙周基础治疗的全部内容。即使口腔科医生及口腔卫生士实施了完整的牙周治疗,若患者不进行良好的口腔清洁,牙周病也会再次复发。口腔卫生士在牙周基础治疗中,直接进行口腔卫生宣教和指导、洁治、刮治和根面平整,治疗期间与患者建立良好的沟通,相互信赖,有助于纠正患者的不良生活习惯。口腔卫生士在牙周基础治疗中发挥着越来越重要的作用,治疗效果与他们密不可分。

参 考 文 献

1）太田紀雄ほか編：カラーアトラスハンドブック歯周治療臨床ヒント集.クインテッセンス出版,東京,2004.
2）鴨井久一ほか編：標準歯周病学. 第 4 版, 医学書院, 東京, 2005.

（刘越　胡菁颖　译,李莉　审校）

第四章　牙周手术

第一节　牙周手术的目的与分类

一、牙周手术的目的

通过牙周基础治疗可使牙龈炎症减轻、牙周袋变浅，但伴随深牙周袋的牙周骨缺损或根分叉内部的菌斑很难完全控制，而且洁治、刮治和根面平整（SRP）使用的器械也有局限性。因此，对于进行性牙周炎、有深牙周袋和骨缺损以及通过口腔清洁指导和 SRP 等牙周基础治疗不能完全改善的病例，可以通过牙周手术改善牙周组织的形态，达到控制牙周疾病的进展和使失去的牙周组织再生的目的。

另外，牙周基础治疗需要手持刮治器械探入牙周袋内，在摸索的状态下实施 SRP，要考虑到根面、根分叉部和骨缘下缺损的形态，残存的牙石以及根面平整术不完善部位的存在。因此还可选择牙周手术剥开龈瓣，去除肉芽组织后，在直视下直接实施 SRP。

此外，在对龋齿进行牙体治疗及修复治疗前，以及有必要再现牙周外科的生物学宽度的病例（龈缘下、骨缘下龋等）、不能进行充分口腔清洁的病例（附着龈的丧失、口腔前庭的狭小等），牙周手术能改善其牙周组织形态。

另外，目前牙周组织再生多使用引导性组织再生术（guided tissue regeneration，GTR）和釉基质蛋白衍生物/釉原蛋白凝胶（EMD）再生术，其目的是通过牙周手术改善美观性。

牙周手术的目的总结如下：

①仅靠牙周基本治疗难以改善的深牙周袋、骨缺损、根分叉病变。

②在牙周基本治疗中，对器械（刮治器等）难以到达的部位，进行直视下的 SRP。

③改善造成口腔清洁困难的牙龈、牙槽骨、龈瓣、口腔黏膜形态异常。

④牙周组织再生（牙槽骨、牙周膜、牙骨质、牙龈）。

⑤改善牙龈退缩、牙龈增生、肥大等审美不良。

⑥适当修整牙体治疗及修复治疗前的牙周组织形态。

二、牙周手术的分类

根据目的可将牙周手术分为组织附着术、牙周组织再生术、切除术、牙周成形术 4 种类型（表Ⅱ-4-1）。牙周手术的选择，要参照骨缺损的形态、口腔卫生情况、牙周炎检查及 X 线片检查等综合判断。

表Ⅱ-4-1 牙周手术的分类

牙周手术	手术名称
组织附着术	牙周袋搔刮术、新附着术、翻瓣术、改良 Widman 翻瓣术
牙周组织再生术	植骨术、引导性组织再生术（GTR）、釉基质蛋白衍生物（EMD）再生术、应用增殖因子的再生术
切除术	牙龈切除术、牙龈瓣根向复位瓣术、骨切除术、骨成形术
牙周成形术	系带切除术、牙龈瓣侧向转位瓣术、牙龈瓣冠向复位瓣术、牙龈瓣根向复位瓣术、游离龈移植术、牙龈上皮下结缔组织移植术

组织附着术是通过去除根面和牙周袋内感染的细菌及细菌产生的毒性物质，以促进牙龈组织在牙根面附着的手术方法，不进行骨切除、骨成形、龈瓣移位。包括牙周袋搔刮术、新附着术、翻瓣术、改良 Widman 翻瓣术等。

牙周组织再生术包括植骨术、GTR、EMD 再生术、应用细胞因子的再生术等。

切除术包括牙龈切除术、根向复位瓣术、牙周去骨术、牙槽骨修整术等。

牙周成形术（牙龈牙槽黏膜成形术）除了恢复美观外，还能对牙周炎进行控制，稳定牙龈、牙槽黏膜的形态，包括系带修整术、侧向转位瓣术、冠向复位瓣术、根向复位瓣术、游离龈移植术、上皮下结缔组织移植术等。

三、牙周手术的禁忌证

未取得牙周手术同意或存在如下情况，不能进行牙周手术，否则可能危害患者健康。

（一）血液疾患

术中、术后止血困难的，暂时不行手术治疗：

①血小板减少症

②血友病

③服用抗凝剂（华法林等）者

（二）抵抗力低下的感染性疾病

优先治疗全身系统疾病：

①中性粒细胞减少症

②白血病

③糖尿病［HbA1c（NGSP）：6.5% 以上］

（三）口腔卫生状况不佳

术中出血较多时，预后可能不理想。

（四）其他

①怀疑有恶性肿瘤：优先治疗肿瘤。

②患有严重心脏病等全身疾病：应向主治医生确认易出血性，必要时才进行牙周处理。

③妊娠期：怀孕期间一般不进行手术治疗。

④如有吸烟习惯，注意是否服用双膦酸盐制剂。

第二节　牙周手术后的愈合方式

一、创伤愈合及其方法

创指开放性，伤是指非开放性的组织断裂，创伤是指由于外力而使组织断裂或部分缺损或由机械外力引起开放性损伤。创伤部位的愈合方式，分为一期愈合、二期愈合、三期愈合 3 种（图Ⅱ-4-1）。一期愈合是指手术创伤

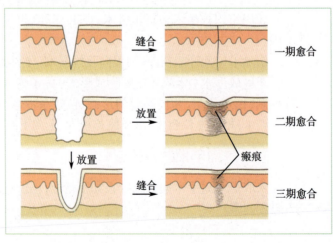

图Ⅱ-4-1　创伤愈合的方式

等,无感染的创口缝合、不留瘢痕、可以早期愈合。不能缝合的大的开放性创伤,感染或夹杂异物等导致愈合延迟、出现瘢痕,需要二期愈合。三期愈合指在放置时间内产生的,再生上皮覆盖肉芽组织表面后进行缝合的愈合方式。

牙周组织的创伤愈合特点是愈合时牙龈(上皮及结合上皮)、牙骨质、牙本质、牙周膜、牙槽骨等多个组织同时存在,每个组织的愈合速度及方式各不相同。另外,创伤愈合时,因为离牙周袋很近,牙周创伤愈合过程很容易被病原菌或其代谢产物所影响。

二、再附着与新附着

牙周治疗的再附着(reattachment)是指切开或外伤等原因造成的切断面的结合组织和根面重新结合(图Ⅱ-4-2)。另一方面,新附着(new attachment)是指根面上发生附着丧失,牙周膜纤维被埋入新生的牙骨质下,产生新的结合组织附着性。

三、再生与修复

牙周组织再生(regeneration),是指牙周病患牙的牙龈、牙骨质、牙周膜和牙槽骨等牙周组织复原到以前的状态,并恢复其功能(图Ⅱ-4-3)。另一方面,修复(repair)是指牙周组织结构未完全恢复前提下的创伤愈合,此时失去的不同组织细胞被置换。

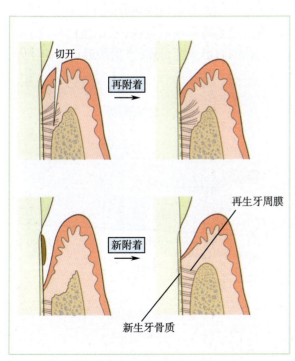

图Ⅱ-4-2　再附着与新附着

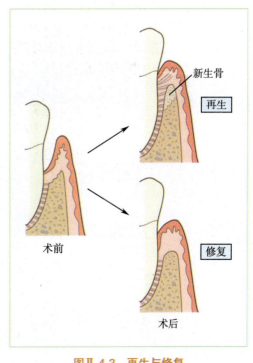

图Ⅱ-4-3　再生与修复

四、牙周手术后的形态

　　牙周组织缺损和牙龈退缩减量少,手术后的再附着或新附着手术,包括牙周袋搔刮术、新附着术及翻瓣术。这些手术后的创伤愈合方式是牙龈上皮细胞沿着根面增殖侵入长上皮附着,在接近骨缺损的部位,新生牙骨质的形成伴随着一部分新附着产生(图Ⅱ-4-4)。

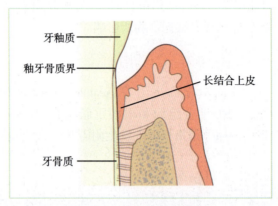

图Ⅱ-4-4　长结合上皮的附着

　　另一方面,再生术是附着丧失的根面下,新生骨向骨缺失部进行骨骼再生,即促使牙周组织再生的方法(图Ⅱ-4-5)。对治愈组织的病理学观察报告发现,进行再生术之一的 GTR 后,牙釉质和新生牙骨质之间的正常牙周组织中未观察到透明层的存在,新生牙骨质主要为有细胞增生的牙骨质,牙周膜与骨的再生不完全。另一方面,应用釉基质蛋白衍生物(釉原蛋白凝胶)治愈组织,是指牙周膜纤维被埋入前体细胞形成牙骨质,产生接近正常的牙周组织的创伤愈合。

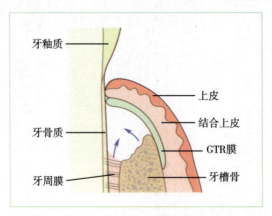

图Ⅱ-4-5　GTR 由存在于 GTR 膜内侧的牙周膜以及来自牙槽骨的细胞进行治疗。和图Ⅱ-4-3 所示的再生和愈合形态相同

第三节　牙周手术器械

一、检查用器械

参见图Ⅱ-4-6，图Ⅱ-4-7。

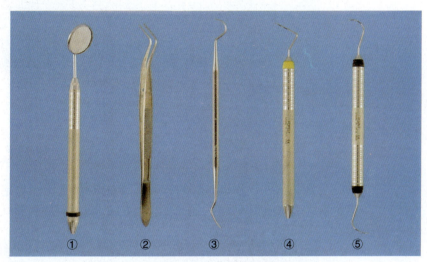

图Ⅱ-4-6　检查用器械
①口镜；②镊子；③探针；④牙周探针；⑤根分叉探针

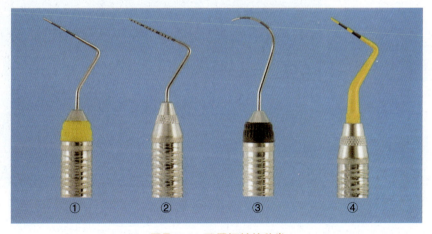

图Ⅱ-4-7　牙周探针的种类
①彩色探针（CP11）；②彩色探针（15UNC）；③根分叉探针；④种植用塑料探针

二、麻醉器械

参见图Ⅱ-4-8。

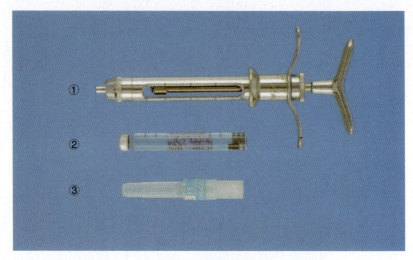

图Ⅱ-4-8　麻醉器械

①注射器；②麻药；③针头

三、切开器械

（一）Cran-Kaplan 牙周袋标记器（图Ⅱ-4-9）

在牙龈外牙周袋底部的位置作出血点标记，用于决定切开位置。产品分为左右两侧用，两支一组（图Ⅲ -1-63）。

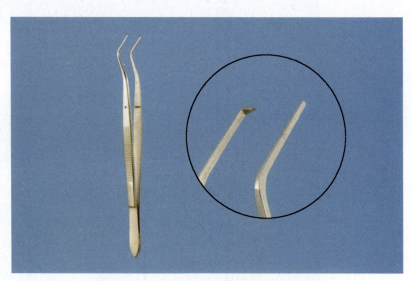

图Ⅱ-4-9　Cran-Kaplan 牙周袋标记器

（二）通用切开器械（图Ⅱ-4-10）

①更换的手术刀片作为代表性的有 No.15、15C、12D 等。

②手术刀柄（图Ⅱ-4-10 ②~ ⑥）。

手术刀柄有鸟羽型、笔型、旋转型，安装刀片使用。另外，还有刀片刀柄一体型、显微外科用刀柄等。

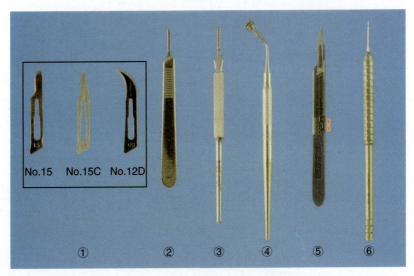

图Ⅱ-4-10　替换用手术刀片和刀柄

①手术刀片（左起 No.15、15C、12D）；②鸟羽型刀柄；③笔型刀柄；④通用型（360 度刀）；
⑤一体型；⑥显微外科用刀柄

（三）牙龈刀（牙周刀）（图Ⅱ-4-11）

①Kirkland 刀

刀刃是银杏状的，2 根 1 组，用来切除牙龈。

②Orban 刀（1/2）

翻瓣术时用来清除牙槽部的肉芽组织，特别是考虑到后磨牙的可操作性，头部呈可控制角度。

③Buck 刀（5/6）

用于切除软组织和修形，切除齿间肉芽组织。

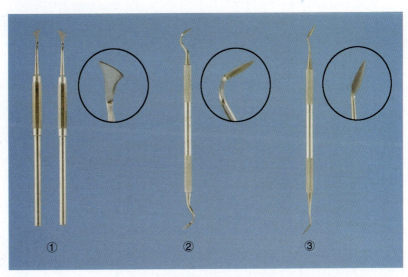

图Ⅱ-4-11　牙龈刀（牙周刀）

①Kirkland 刀（15/16）；②Orban 刀（1/2）；③Buck 刀（5/6）

四、龈瓣剥离器械

①剥离器（图Ⅱ-4-12）

剥离器有骨膜剥离器、牙龈剥离器、黏膜剥离器多种类型，用途、形态和大小不同，在牙周手术中通常使用骨膜剥离器。

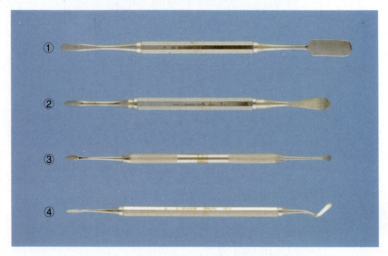

图Ⅱ-4-12　骨膜剥离器

①Prichard 剥离器；②Molt 剥离器；③Hourigan Modified Woodson 剥离器；④Hirschfield 剥离器

②组织剪（图Ⅱ-4-13）

根据刃部长、宽、弯曲度等分为不同种类。

用于部分龈瓣的形成、剥离翻瓣的调整和缝合线的剪断等。

为了防止切断时组织打滑，刃部有锯齿，除此之外还有专用缝合线剪。

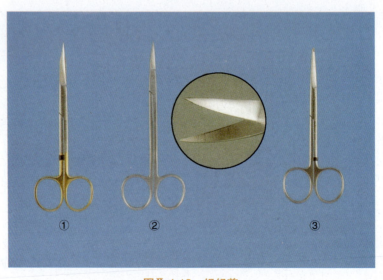

图Ⅱ-4-13　组织剪

①弯剪；②直剪；③缝合线剪

五、去除肉芽组织的牙周洁治、刮治和根面平整器械

参见图Ⅱ-4-14。

①外科用刮治器

②手术用刮治器（1/2）

③Gracey刮治器，洁治、刮治和根面平整用，深、窄的骨缺损内部使用迷你型很有效。

④超声洁牙机（图Ⅱ-4-15）

除普通工作尖外，还准备了龈下及根分叉部使用的各种工作尖。

推荐使用灭菌用水或生理盐水。

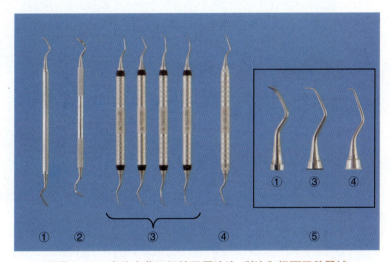

图Ⅱ-4-14 去除肉芽组织的牙周洁治、刮治和根面平整器械

①外科用刮治器；②手术用刮治器（1/2）；③Gracey型刮治器（左起5/6；7/8；11/12；13/14）；④迷你型Gracey刮治器（7/8）；⑤各种刮治器刃部放大版（左起①、③、④）

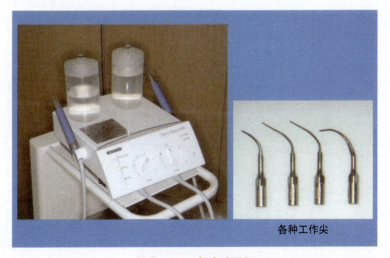

各种工作尖

图Ⅱ-4-15 超声洁牙机

这种可安装2瓶液体的超声洁牙机，用于龈下时有各种工作尖

六、骨外科手术器械

参见图Ⅱ-4-16。
①旋转切削器械（棒状、点状等）
②手用器械
a. 外科手术刀
b、c. 外科手术凿

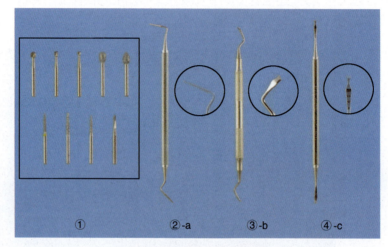

图Ⅱ-4-16　骨外科手术器械
①旋转切削器械；②手用器械
a. 外科手术刀（Sugarman 牙周用刀）；b. Rhodes 反作用牙周用凿；c. 改良 TG 牙周用凿

七、缝合器械

①持针器（图Ⅱ-4-17）

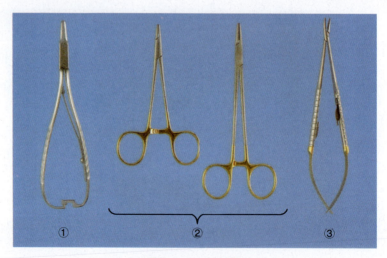

图Ⅱ-4-17　持针器
①圆头型；②平头型；③显微手术型

分为圆头型、平头型、显微手术型，一般牙周手术使用平头型，显微外科手术时，在头戴式放大镜和显微镜下操作，使用显微持针器。

②组织镊（图Ⅱ-4-18）

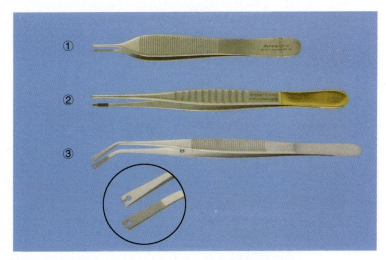

图Ⅱ-4-18　组织镊

①Adson 组织镊；②Debakey 组织镊；③锥孔状缝合镊

③附线缝合针（图Ⅱ-4-19）

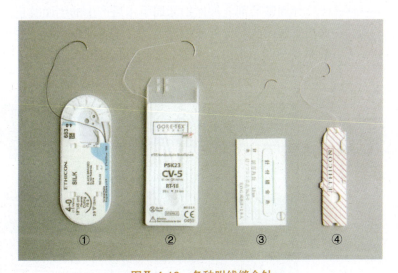

图Ⅱ-4-19　各种附线缝合针

①丝线；②树脂缝合线；③尼龙缝合线；④可吸收缝线

④剪刀（原书 P.96 图Ⅱ-4-13）

缝合方法如下：

1. 间断缝合

①简单缝合（环形间断缝合）：牙周手术中常用的缝合法，要注意与龈瓣不重合（图Ⅱ-4-20）。

②8字缝合：与简单缝合相同，新附着术、翻瓣术中使用频率高（图Ⅱ-4-21）。此外，在牙周手术中，也多次用悬吊缝合、敷料缝合等。

2. 连续缝合

用一根线连续缝合的方法。

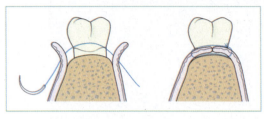
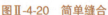

图Ⅱ-4-20　简单缝合

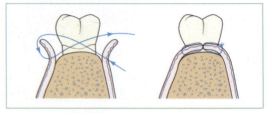

图Ⅱ-4-21　8字缝合

八、牙周敷料（牙周塞治剂、派丽奥盐酸米诺环素软膏）

①牙周塞治剂
②调拌纸板
③调拌刀
④抗菌药膏、水溶性凡士林

使用如下：

牙周塞治剂能够保护牙周手术后产生的创面及止血，使龈瓣、骨面和齿面更紧密贴合。牙周塞治剂包括含丁香油酚系和不含丁香油酚系。丁香油酚系是粉和液混合的类型，目前几乎不用。非丁香油酚系是从2个管中取出2份相同的量，用调拌刀进行调拌（图Ⅱ-4-22）。

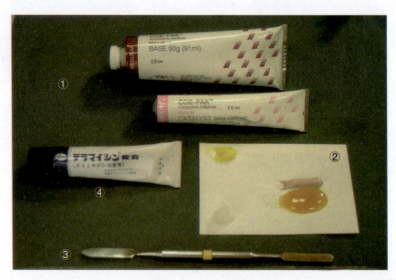

图Ⅱ-4-22　牙周敷料

①牙周塞治剂；②调拌纸板、牙周塞治剂、抗菌药膏、水溶性凡士林；③调拌刀；④抗菌药膏

九、其他器械、材料

①术野消毒器械、材料（图Ⅱ-4-23）
②无菌孔巾器械、材料（图Ⅱ-4-24）
③外科用吸引器（图Ⅱ-4-25）

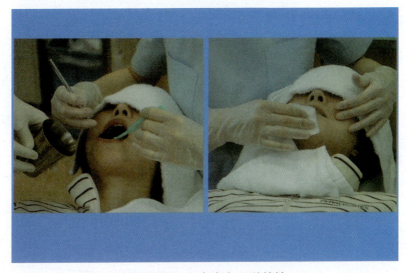

图Ⅱ-4-23　口内清洁、口外擦拭

术前行口内清洁及口周擦拭，并盖孔巾遮挡视野

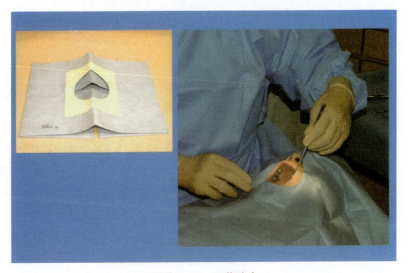

图Ⅱ-4-24　无菌孔巾

使用经灭菌处理的、可回收式手术用布，为无纺布吸收／防水的双层结构，圆孔及其周围
都有胶带

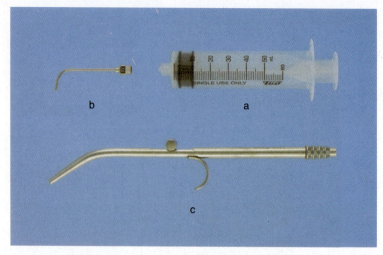

图 Ⅱ-4-25　术野清洗器械、材料和外科用吸引器

术中为保持术野干燥和视野清晰,使用 60ml 的冲洗器(a)安装口腔科用冲洗针头(b)注满灭菌生理盐水清洗。使用外科用(c)吸引器吸引生理盐水、血液和唾液等。

（马桂娟　译,甄敏　审校）

第四节　牙周手术

牙周各种手术的适应证和禁忌证见表 Ⅱ-4-2 所示。

表 Ⅱ-4-2　牙周手术的适应证及禁忌证

	适应证	禁忌证
牙周袋搔刮术	①3~5mm 的骨上牙周袋 ②牙周袋较深(6mm 以上),需要做牙周翻瓣术。手术前,拟通过牙周基础治疗减轻牙周炎	①6mm 以上的骨下牙周袋 ②纤维性牙龈增生症 ③存在根分叉病变和有复杂的凹凸或裂沟的根面
新附着术	①3~5mm 的骨上牙周袋 ②对于审美要求高的前牙	①骨下牙周袋 ②伴有严重骨缺损的牙周袋
牙龈切除术	①纤维性牙龈增生 ②无牙槽骨吸收,附着充足 ③骨上牙周袋以及到达牙槽骨嵴顶的牙周袋 ④牙周袋底不超过膜龈联合	①附着龈过窄,牙龈切除后附着龈丧失 ②骨下牙周袋 ③必须进行牙槽骨形态的修整 ④牙周袋底的位置在近中和远中的差距很大 ⑤前牙手术后牙龈退缩,影响美观

	适应证	禁忌证
翻瓣术	①牙周基础治疗后,残留 4mm 以上的牙周袋,根面刮治器难以到达 ②牙槽骨的形态修整和需要骨移植时 ③与再生术(GTR,EMD 再生术)并用时	前面所述的牙周手术的禁忌情况(参见第 81 页)
GTR	①1~2 度(Lindhe & Nyman 的分类)的根分叉病变 ②2~3 壁的垂直骨缺损	①3 度(Lindhe & Nyman 的分类)根分叉病变 ②水平型骨吸收
釉基质蛋白凝胶再生术	①1~3 壁的垂直骨缺损 ②1~2 度(Lindhe & Nyman 的分类)的根分叉病变	前面所述的牙周手术的禁忌情况(参见第 81 页)
牙周成形术	①系带附着异常 ②牙龈退缩,附着龈狭小 ③口腔前庭狭小 ④修复前的处理,基牙周围和牙周组织的稳定	①手术部位有明显的骨缺损 ②牙龈退缩,骨附着丧失显著

一、组织附着术

(一)牙周袋搔刮术

牙周袋搔刮术(periodontal curettage),是指用刮治器去除部分位于牙周袋内及与上皮组织结合的炎性组织的手术方式。由于龈下刮治术并不切开牙周组织,只是使用刮治器进行治疗。因此,牙周袋底部的炎性组织可能得不到彻底清除。

1. 术式(图Ⅱ-4-26)

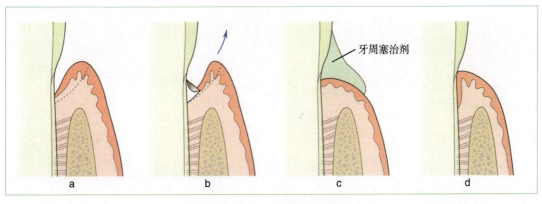

图Ⅱ-4-26 牙周袋刮治术
a. 虚线表示刮除的部分;b. 去除组织;c. 术后使用牙周塞治剂;d. 长上皮附着愈合

①手术部位的消毒及局部麻醉。

②根面平整。

③牙周袋搔刮：用锐利刮治器的工作刃沿着根面相反方向，即从牙周袋的底部向牙龈顶端的方向进行刮治。在牙龈上方轻轻用指腹作为支点，会使刮治更容易。

④用生理盐水将牙周袋内冲洗干净。

⑤用牙周塞治剂压迫创面，进行缝合。

2. 术后状态

①术后一周，去除牙周塞治剂。

②术后一个月内，告知刷牙时要轻柔，不可太用力刷。

③术后一个月后，可使用正常力度刷牙。

④术后 1~2 个月，需要复查评估。

（二）新附着术

新附着术（excisional new attachment procedure，ENAP），是牙周袋形成后，通过切除牙周袋上皮和与炎性上皮结合的组织，以达到形成新的附着的手术。实际上，这就是长上皮附着中的一个治疗过程。

1. 术式（图Ⅱ-4-27）

①手术部位的消毒和局部麻醉。

②在麻醉下，用 Crane Kaplan 牙周袋标记专用器械在牙周袋底部的位置做标记（出血点）。

③从牙龈的边缘向牙周袋底做内斜切口。

④切开上皮，去除结缔组织：用刮治器去除切开的牙龈。

⑤行根面平整。

⑥用生理盐水将牙周袋内冲洗干净。

⑦缝合（多使用 8 字缝合法）。

⑧牙周塞治剂（如果完全止血，也可以不使用）。

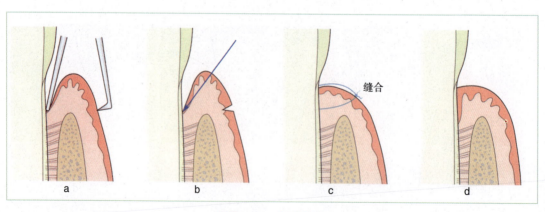

图Ⅱ-4-27　新附着术

a. 用印记镊法标记牙周袋底；b. 向牙周袋底做内斜切口；c. SRP 后缝合；d. 长上皮附着愈合

2. 术后状态

①术后约一周左右拆线,拆线前禁止刷手术部位。

②术后一个月内,告知刷牙时要轻柔,不可太用力刷。

③术后一个月后,可使用正常力度刷牙。

④术后 1~2 个月,需要复查评估。

3. 翻瓣术(图Ⅱ-4-28)

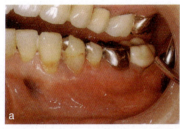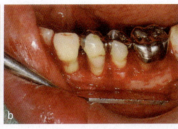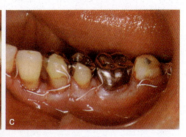

图Ⅱ-4-28 翻瓣术手术案例

a. 手术前颊侧面观;b. 骨整形结束;c. 缝合后

翻瓣术(剥离牙龈后的刮治术,flap operation;FOP),是将牙龈瓣剥离翻转,直接暴露病变部位,再用牙周基础治疗的根面平整法去除牙周袋深部的牙石,也可以在直视下去除炎性肉芽组织的手术方式。手术时,可以根据需要改变切口的位置,调整牙龈瓣的长度,对牙槽骨进行修整,使用釉基质蛋白凝胶或 GTR 进行再生术。

改良 Widman 翻瓣术

1912 年,Newman 提出翻瓣术,1916 年,Widman 发表以消除牙周袋为目的的改良翻瓣术(原始的 Widman 翻瓣术),在 1974 年,Ramfjord 和 Nissle 发表了改良 Widman 翻瓣术。其特点为切开时,行第一切口(内斜切口)和第二切口(龈沟内切口),在第一次切开时,向根尖方向延长 2~3mm 做纵向切开。第一刀和第二刀切开内侧牙龈,第三切口(牙间水平切口)是去除牙周袋的结缔组织。通常不进行骨切除和骨修整,只行肉芽组织去除和 SRP,将牙龈瓣复位后缝合。尽可能避免根面暴露,以免影响美观。

1. 术式(图Ⅱ-4-29)

①手术部位的消毒和局部麻醉。

②诊断:在麻醉下用牙周探针确定垂直向和水平向的牙槽骨嵴顶位置。

③切开:在距离牙龈边缘 1~2mm 处做一次切开(内斜切口),下一步进行二次切开(龈沟内切口)。在第一次切开中,必要时可向根尖方向延长 2~3mm 做纵向切开。

④剥离:将包含骨膜的黏骨膜瓣(全厚瓣)分离,使骨面露出。

⑤肉芽组织的去除:行第三次切开(牙间水平切口),将肉芽组织从骨面和牙面分离,这样肉芽组织容易去除。依次使用不同型号的器械清除大块肉芽组织,和附着在根面和牙槽骨上的小肉芽组织。可以使用镰形洁治器、刮治器、超声洁牙机等。

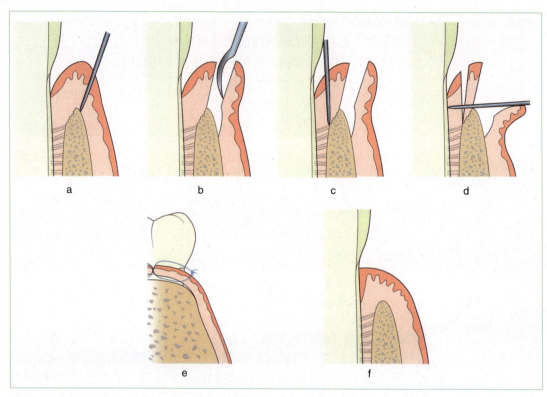

图Ⅱ-4-29　改良 Widman 翻瓣术

a. 一次切开；b. 剥离；c. 二次切开；d. 三次切开；e. 缝合；f. 长上皮附着愈合

⑥SRP：可以用各种刮治器和超声洁治器。

⑦牙龈成形：预测牙龈愈合的形态，用牙龈成形器修整牙龈形态。

⑧冲洗：用生理盐水冲洗创面内残留的异物，清洗干净。

⑨压迫止血：将龈瓣原位复位并压迫止血。

⑩缝合：根据病例选择缝合方法。

⑪牙周塞治剂：缝合后止血，并确认牙槽骨和牙龈严密贴合，再使用牙周塞治剂。如果完全止血，也可以不使用牙周塞治剂。

2. 术后状态

①术后约 1~2 周拆线，拆线前刷牙时禁止刷手术部位。

②在术后一个月内，告知刷牙时要轻柔，不可太用力刷。

③术后约 2 个月后，需复查评估。

二、牙周组织再生术

（一）引导性组织再生术（GTR）

翻瓣术后创口愈合的过程中，有牙龈上皮、牙龈结缔组织、牙周膜、牙槽骨 4 种来源的细胞先后向根面生长贴附。由于上皮细胞增殖最快，沿根面增殖侵入，使其他细胞不能到达根面，导致手术后形成长结合上皮性附着的愈合形态。GTR 是在骨缺损的部位覆盖 GTR 膜，阻止龈沟上皮细胞侵入根面的生长,在膜的内侧形成空间,诱导具有牙周组织再生潜力的牙周膜细胞生长,期待形成新的牙周组织的手术方法。

1. GTR 使用的膜的种类

现在 GTR 所使用的膜为可吸收性膜(已注册的不可吸收性的膜将在2012 年 3 月末上市)。根据骨缺损的部位选择合适形状的膜。

①可吸收性膜:高分子合成膜、骨胶原膜。

②不可吸收性膜:代表性产品为聚四氟化乙烯膜(expanded polytetrafluoroethylene, e-PTFE)。它由头部和裙部构成。膜在牙面固定的时候,头部和牙面紧密贴合,防止上皮组织的侵入。裙部的膜可以保证根面的空间,防止牙龈上皮细胞和结缔组织细胞侵入创面。

2. GTR 术式(图Ⅱ-4-30)

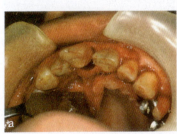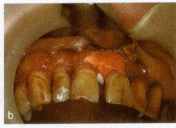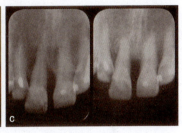

图Ⅱ-4-30　GTR 法的术式

a. 从腭侧到近中邻面的垂直型骨缺损;b. 骨缺损部位采用自体骨移植后,覆盖 GTR 膜;c. 术前(左)和术后 6 个月(右)X 线片,发生骨再生

①手术部位的消毒和局部麻醉。

②诊断:在麻醉下用牙周探针确定垂直向和水平向的牙槽骨嵴顶位置。

③切开:为了覆盖 GTR 膜,确保牙龈乳头部位的牙龈完整,采用龈沟内切口。

④剥离,牙龈瓣的形成:牙龈瓣和翻瓣手术一样,要求所有组织都完全剥离。为了保证膜能被完全覆盖,在必要的时候沿根尖侧切开黏膜,做减张切口。

⑤去除肉芽组织,实施 SRP。

⑥骨修整、骨切除、骨制取:通过骨整形获得生理的形态。骨制取时尽可能使用自体骨,供自体骨移植时使用。

⑦膜的调整和修整:骨缺损的部位用膜覆盖时,膜要尽可能小,但是要保证骨缺损面被完全覆盖,并且大于骨缺损边缘 3mm 以上。

⑧膜的固定和缝合:在使用自体骨的情况下,可直接在 GTR 膜内进行自体骨移植。

⑨龈瓣的缝合,基本上不使用牙周塞治剂。

⑩使用可吸收性膜不需要取出,使用不可吸收性膜,术后 4~6 周后行二次手术将膜取出。

3. 术后的状态
①术后 2~3 周拆线,拆线前禁止刷手术部位。
②术后 2 个月内,告知刷牙时要轻柔,不可太过用力。
③术后 2~3 个月,需复查评估。

(二)EMD 再生术

釉基质蛋白凝胶是从幼年猪正在发育的牙胚中提取,经过粗提取和精细提取后的制剂,釉基质蛋白含有生长因子。釉基质蛋白凝胶可以把根周膜的未分化细胞分化为黏接性芽细胞、骨芽细胞以及根周膜细胞,从而诱导牙周组织再生。此外,釉基质蛋白凝胶中含有的生长因子可抑制上皮细胞的增殖,从而阻止上皮细胞的侵入(图Ⅱ-4-31,图Ⅱ-4-32)。

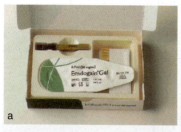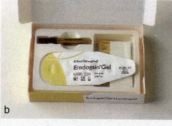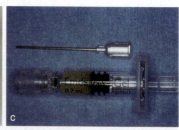

图Ⅱ-4-31　釉基质蛋白凝胶
釉基质蛋白凝胶包装后,利用环氧乙烷气体进行灭菌。a. 0.7ml;b. 0.3ml;c. 材料实物

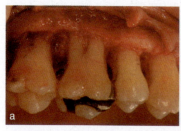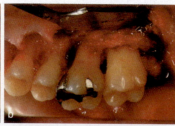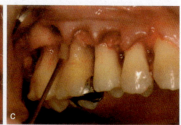

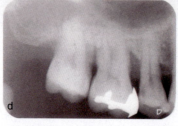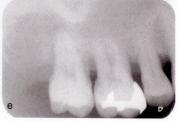

图Ⅱ-4-32　釉基质蛋白凝胶再生术
a. SRP 去除肉芽后的颊侧面观;b. SRP 去除肉芽后的腭侧面观;c. 根面处理后涂布釉基质蛋白凝胶;d. 术前和 e. 术后 6 个月 X 线片,发生骨再生

1. EMD 再生术的术式
①手术部位的消毒和局部麻醉。
②诊断:在麻醉状态下,用牙周探针确定垂直向和水平向的牙槽骨嵴顶位置。
③切开:采用龈沟内切开,确保牙龈乳头部位的牙龈完整。

④剥离，牙龈瓣的形成：牙龈瓣和翻瓣手术一样，要求所有组织都完全剥离。为了保证膜能被完全覆盖，在必要的时候沿根尖侧切开黏膜，做减张切口。

⑤肉芽组织的去除，行 SRP。使用各种刮治器和超声洁治器等。

⑥骨修整、骨切除、骨制取：为了获得更好的形态，行骨整形和骨切除术。使用破骨钳，骨凿直接从术野范围内取骨，取自体骨以供自体骨移植时使用。

⑦根面处理：用 EDTA、枸橼酸或磷酸进行根面处理，之后用生理盐水冲洗干净。

⑧釉基质蛋白凝胶的涂布：根面处理后，在血液污染根面前进行釉基质蛋白凝胶的涂布和自体骨移植。

⑨牙龈的缝合，基本上不使用牙周塞治剂。

2. 术后的状态

①术后 2~3 周拆线，拆线前禁止刷手术部位。

②术后 2 个月内，告知刷牙时要轻柔，不可太用力刷。

③术后 2~3 个月，需复查评估。

（三）骨移植术

自体骨移植，异种骨（由牛骨制成的骨粉 bio-oss、骨胶原等）移植，人工骨（羟基磷灰石、磷酸钙、生物活性玻璃等）移植等都可以使用。在临床中通常与翻瓣术、GTR 和釉基质蛋白凝胶再生术同时使用。

三、切除术

（一）牙龈切除术

牙龈切除术（gingivectomy）是指通过切除病变的牙龈组织，从而清除牙周袋的手术方式。为了使牙龈的形态更接近正常，一般情况下，同时进行牙龈切除术和牙龈修整术。

1. 术式（图Ⅱ-4-33）

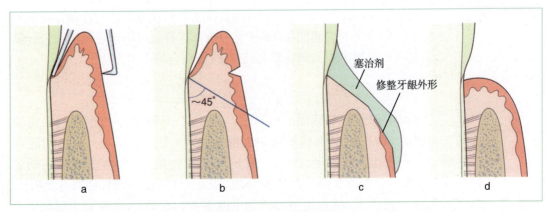

图Ⅱ-4-33 牙龈切除术

a. 牙周袋标记专用器械在牙周袋底部的位置做标记；b. 以大约 45°的角度，直达牙周袋底部做外斜切口；c. 牙龈切除术和牙龈修整后，覆盖牙周塞治剂；d. 较短的上皮性附着愈合

①手术部位的消毒和局部麻醉。

②在麻醉下用 Crane Kaplan 牙周袋标记专用器械在牙周袋底部的位置做标记（出血点）。

③刀刃斜向冠方，与牙长轴呈 45° 角，直达牙周袋底部做外斜切口。

④牙龈瓣的翻开、刮治。

⑤根面 SRP。

⑥修整牙龈外形。

⑦生理盐水冲洗牙周袋内。

⑧牙周塞治。

2. 术后状态

①术后 1 周去除牙周塞治剂。

②术后 1 个月内，告知刷牙时，术区使用轻柔力量。特别是术后 2~3 周，由于上皮角化还不充分，为了避免损伤牙龈，一定要指导患者用软毛牙刷刷牙。

③通常一个月后，再开始正常刷牙。

（二）牙龈根向复位瓣术（图Ⅱ-4-34）

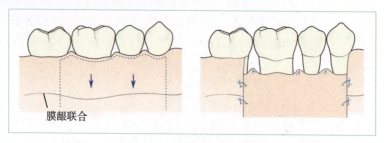

膜龈联合

图Ⅱ-4-34　牙龈根向复位瓣术

包括全厚瓣根尖移动术和半厚瓣根尖移动术。在唇侧，从牙龈沟、牙槽嵴顶或唇侧做内斜切口。全厚瓣根尖移动术是从骨面开始剥离，向根尖侧移动并缝合的手术方法。半厚瓣的根尖移动术是通过切开上皮和骨膜间的结缔组织，形成不含骨膜的黏膜瓣（半厚瓣），这样就可以越过膜龈联合行纵向切口，将黏膜瓣向根尖侧移动后，进行骨膜缝合的手术方法。

四、牙周成形术

牙周成形术（periodontal plastic surgery）是附着龈的宽度狭窄或缺失时，将其他部位组织移植到缺失部位，以恢复原来形态。通过切除系带，使牙周组织更稳定，改善牙龈和黏膜的关系，使食物在口内运动顺畅，提供一个更易于清洁的口腔环境，阻止牙周病的进展，提高牙周病治疗效果。近年来，越来越多的人为了改善美观而手术，也被称为膜龈手术（mucogingival surgery, MGS）。有几种不同的术式，可根据不同的病例选择合适的术式。

（一）游离龈移植术
1. 术式（图Ⅱ-4-35）

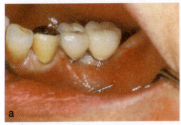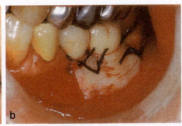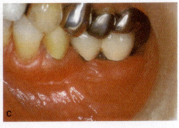

图Ⅱ-4-35　使用游离龈移植术获得角化黏膜

a. 术前，左下5、6颊侧没有角化黏膜；b. 移植瓣的上端和被移植区骨膜缝合后；c. 颊侧获得一定宽度的角化黏膜

①手术部位的消毒和局部麻醉：同时麻醉移植区（受区）和制取组织瓣的部位（腭部）。

②移植区的处理：沿膜龈联合处做横向水平切口，做一个不包括骨膜的半厚瓣。在露出的根面进行SRP。

③组织瓣的获得：获取组织瓣时，要包括和移植床同侧的磨牙区的上腭黏膜，从距离牙颈部3mm的上腭处获取。根据受区的情况，制取大小和形状适合的瓣，瓣的厚度在1.5~2mm，用15号手术刀片或Kirkland刀沿着形态切开。

④瓣的调整：为了让瓣更适应被移植区域，应去除瓣内侧面的腺体和脂肪以减少组织厚度。

⑤瓣的缝合：先确认瓣合适再开始缝合。在移植区域，将移植瓣和骨膜缝合在一起，上端和左右相互垂直，下端不缝合。最后使用牙周塞治剂。

2. 术后的状态
①通常在术后两周拆线。

②告知术后1个月内刷牙时，术区使用轻柔力量。

（二）上皮下结缔组织移植术
1. 术式（图Ⅱ-4-36）
①手术部位的消毒和局部麻醉。

②移植部位的切开和剥离：对于牙龈退缩的部位，与翻瓣术一样，在牙龈沟内切开，留下下面的骨膜部分，剥离牙龈瓣。在露出的根面进行SRP。

③结缔组织瓣的制取：制取移植瓣时，要从黏膜下的结缔组织中制取，包括和移植床同侧的磨牙区的腭盖黏膜。由于移植瓣制取部位缝合后，创面小、愈合快，相对于游离牙龈移植瓣部位的术后更容易止血。

④游离结缔组织的移植：将制取的结缔组织插入移植部位的骨膜和翻开的牙龈瓣之间，用可吸收线缝合，防止移位。此外，剥离的半厚瓣和翻瓣术时一样缝合。之后使用牙周塞治剂。

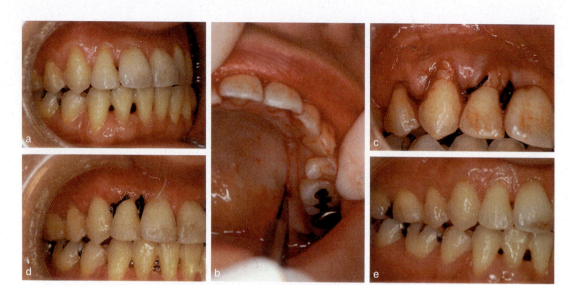

图Ⅱ-4-36　上皮下结缔组织移植术覆盖根面

a. 术前唇侧面观,右上侧切牙及尖牙出现牙龈退缩;b. 从腭侧取结缔组织;c. 将制取的结缔组织插入移植部位的骨膜和翻开的牙龈瓣之间并缝合;d. 移植 11 天后拆线;e. 结缔组织移植三年后

2. 手术的状态

同游离龈移植术。

（三）其他的术式

除上述以外,还有系带修整术(图Ⅱ-4-37)、侧向转位瓣术、冠向复位瓣术、根向复位瓣术、两侧龈乳头瓣侧方移动术等。

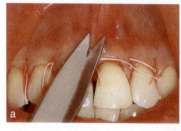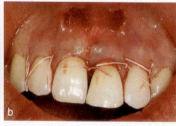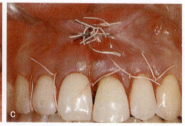

图Ⅱ-4-37　系带修整术(实施翻瓣手术后)

a. 用牙龈剪切除系带;b. 切除后;c. 缝合后

五、重度种植体周围炎的外科手术

相对于外伤的因素,更倾向于认为牙菌斑引起种植体周围黏膜的炎症以及种植体周围炎,其临床症状和牙龈炎及牙周炎类似。因此,与天然牙一样,要严格进行菌斑控制,保证最基本的治疗。必要时使用外科手术的方法治疗种植体周围炎,通常使用和翻瓣术同样的术式。可使用钛洁治器清除种植体表面污染物,如钛刷、使用 β-TCP 的喷砂、Er-YAG 水激光等,近年来,有的情况下也使用再生术(图Ⅱ-4-38)。

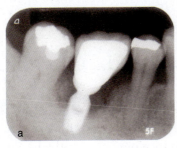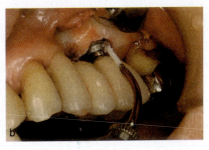

图Ⅱ-4-38　a. 种植体周围炎的案例；b. 使用 Er-YAG 激光治疗种植体
周围炎的手术案例

参 考 文 献

1）岡本浩監訳：Lindhe 臨床歯周病学とインプラント. 第 4 版（臨床編），クインテッセンス出版，東京，2005.
2）鴨井久一監訳：コーエン審美再建歯周外科アトラス，第 3 版. 西村書店，東京，2009.

附录：根分叉病变的治疗

　　根分叉病变，是牙周疾病和牙髓疾病的病变波及多根牙的根分叉部。因此，根分叉病变的检查、诊断和治疗，与其他牙周病变相比要困难很多（根分叉病变的检查和分类参见第 59 页）。

一、根分叉病变的诱因

（一）釉突和釉珠的影响
　　由于在釉突和釉珠存在的部位，牙周膜下没有结缔组织附着，所以与其他根面相比，牙周炎症更容易进展形成牙周袋。

（二）髓室底副根管的存在
　　由于髓室底的副根管和侧支根管的存在，导致容易发生与牙髓疾病相关的根分叉病变。另外，根分叉部位有小的沟隙、釉质发育不全以及周围的根面粗糙，形成菌斑容易附着的环境。

（三）咬合力集中
　　咬合力集中在根分叉部位，一旦合并炎症感染，就会加速组织破坏。

二、根分叉病变的治疗

　　参见表Ⅱ-4-附录 1。
　　通常进行菌斑控制和 SRP，密切观察是否有效，在无效的情况下，选择表Ⅱ-4-附录 1 所示的其他方法处理。

第四章　牙周手术

105

表Ⅱ-4-附录1　根分叉病变的治疗及适应证

处置	适应证	目的和术式
根分叉形态修整术	Ⅰ度(Lindhe & Nyman 分类)根分叉病变	进行牙齿的修整术和牙槽嵴的修整术,从而使用器械更容易进行根分叉部位的清洁和改善
隧道成形术	主要适用于发生在下颌磨牙的Ⅲ度(Lindhe & Nyman 分类)根分叉病变	根分叉的颊舌侧穿通,可以通过牙间隙刷来清洁根分叉部,从而改善根分叉部位的清洁度
分根术	主要适用于发生在下颌磨牙的Ⅲ度(Lindhe & Nyman 分类)根分叉病变	根管治疗后,将牙冠的近中和远中切开,变成两个较小的单根牙,将根分叉的形态简单化,有利于进行根分叉的清洁(图Ⅱ-4- 附录 1,图Ⅱ-4- 附录 2)
牙半切除术(上颌:切除三根牙中的一个根 下颌:切除双根牙中的一个根)	Ⅱ~Ⅲ度(Lindhe & Nyman 分类)的重度根分叉病变,牙周组织破坏仅局限于一个根,其他的根尚有保存的可能性	把病变进展严重的一个根和冠一起分割、切除(图Ⅱ-4- 附录 3)
截根术	适用于病变只累及多根牙的一个根(或两个根)的情况	保留牙冠,只把病变累及的牙根切割、去除(图Ⅱ-4- 附录 4)
GTR	Ⅰ~Ⅱ度(Lindhe & Nyman 分类)的根分叉病变	以根分叉的骨再生附着为目的而进行的治疗

①牙周组织破坏的程度(菌斑和牙周袋的深度,牙槽骨吸收的形态和程度)。

②牙齿解剖学的形态(牙冠和牙根的大小、长度、形态、分叉部位的形态、牙根上部的形态)。

③咬合力的强度、方向。

笔记

根柱:从釉牙骨质界到根分叉的距离。

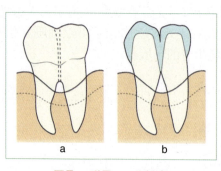

图Ⅱ-4-附录1　分根术

a. 下颌磨牙分牙前;b. 分为小牙后

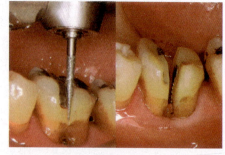

图Ⅱ-4-附录2　使用高速手机进行分根术

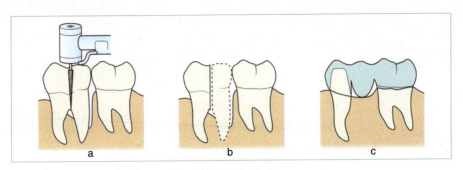

图Ⅱ-4-附录3　牙半切除术

a. 用高速手机切割；b. 将有显著骨吸收的远中根切除；c. 治愈后固定桥修复

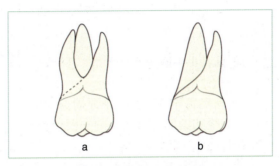

图Ⅱ-4-附录4　截根术

a. 骨吸收侧的牙根切除；b. 切割面抛光

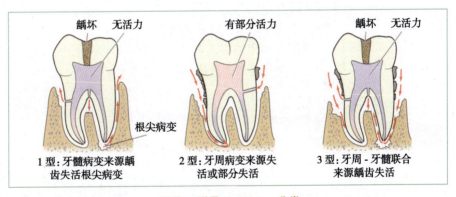

图Ⅱ-4-附录5　Weine 分类

参 考 文 献

1）冈本浩监訳：Lindhe 临床歯周病学とインプラント. 第 4 版（临床編），クインテッセンス出版，東京，2005.

附录：牙周牙髓联合病变的治疗

　　牙周组织和根管内根尖孔以外，由于有侧支根管和副根管的存在，根管内和牙周组织一方面出现病变，都会影响另一方。因此，牙周病检查（特别是牙周袋和深牙周袋底的位置）、牙髓的活力、X线所示等，必须找出原因，做出明确诊断，确定治疗计划和方案。

一、牙周牙髓联合病变的分类（Weine 的分类）（图Ⅱ-4-附录5）

　　参见表Ⅱ-4-附录5。

（一）1型：牙髓病变的病因

　　牙髓疾病导致的类似于牙周炎的病变。牙髓失活后，给予完善的根管治疗，去除感染即可治愈。侧支根管和副根管的存在与否导致发病部位有所不同。

（二）2型：牙周病变的病因

　　重度牙周疾病患者，存在深的牙周袋，通过根尖或侧支根管，牙周的病原菌导致牙髓的感染，引起逆行性牙髓炎和牙髓坏死。必须同时给予牙周治疗和牙髓治疗。

（三）3型：牙周牙髓联合病变

　　牙周疾病和牙髓疾病两者同时存在，症状合并。有深的牙周袋，牙髓失去活性。必须同时给予牙周治疗和根管治疗。

参 考 文 献

1）Simon JH, et al. : The relationship of endodontic-periodontic lesions. J Periodontol, 1972,（43）202-208.

　　　　　　　　　　　　　　　　　　　　　　（代丽　译，马桂娟　审校）

第五章　牙周治疗中的口腔功能恢复治疗

学习目标

1. 熟悉咬合调整在牙周治疗中的意义
2. 熟悉正畸治疗在牙周治疗中的意义
3. 熟悉松牙固定的意义
4. 掌握松牙固定的种类
5. 熟悉牙周治疗在修复治疗中的意义
6. 掌握种植治疗的原理和流程

第一节　牙周治疗中的口腔功能恢复治疗

　　牙周疾病可引起牙周组织的进行性破坏，牙齿松动和缺损也相应增加。因此，当考虑改善牙周疾病患者的生活质量（quality of life，QOL）时，仅去除牙周袋和骨缺损是不够的。所以有必要全面恢复此类患者的咬合功能和美观，而不仅仅是消除病因的常规治疗。这种咬合功能恢复的一系列牙周治疗称为口腔功能恢复治疗，该治疗不仅包括咬合治疗、充填治疗、修复治疗，还有通过正畸治疗改善牙列以及通过种植体替代缺失牙齿的治疗。

第二节　咬　合　调　整

笔记

早接触：指闭口时，在保持稳定的上下牙咬合接触状态之前，只有部分牙齿处于咬合接触状态。

一、调𬌗的意义

（一）调𬌗的目的

　　牙周病是由菌斑中的细菌感染引起的，咬合关系是导致疾病进展和恶化的重要因素之一。咬合干扰是指正常的咬合关系破坏，引起𬌗创伤，可分为早接触和殆干扰。如果牙周病患者出现咬合创伤,应在基本牙周治疗的阶段进行咬合调整(调殆),以去除创伤性咬合并提供适当的功能性咬合接触(图Ⅱ-5-1)。

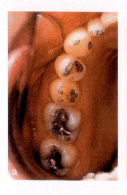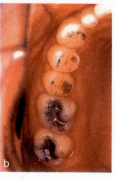

图Ⅱ-5-1 咬合调整

侧方运动时工作侧 14 牙尖干扰
a. 调殆前;b. 调殆后。红色的印记为牙尖交错位,蓝色表示工作侧咬合接触状态,14 接触除去后 13 的咬合改善。

广义上的咬合调整包括正畸治疗、修复治疗等恢复咬合关系的方法。但是通常仅仅指用钻针调磨工具进行调整。其目的是通过消除咬合干扰和创伤性咬合力来修复组织损伤和牙齿异常动度。

(二)咬合调整的原则

参见表Ⅱ-5-1。

笔记
咬合干扰:在下颌基本运动和机能运动中,有咬合接触或干扰运动轨迹的现象。

表Ⅱ-5-1 咬合调整的原则

1. 减小侧向压力,增加牙长轴方向的咬合力
2. 不能更改咬合高度
3. 牙齿的研磨量应保持在釉质内,并保持在必要的最低限度
4. 如果观察到患牙明显松动,应在固定后进行
5. 减少殆接触面积并调整牙冠形状
6. 不要将调整咬合作为预防措施

咬合调整应在牙菌斑控制(如口腔卫生宣教、洁治刮治、根面成形)、牙龈炎症消退后进行。但紧急情况下也可在炎症消退前进行。

二、调磨

调磨分为选择性调磨(点磨)和牙冠外形修整。选择性调磨是指仅选择性地调磨存在咬合干扰的部分。牙冠外形修整是指修整外形不良的牙冠,并根据以下三种基本技术来执行。

①重建食物溢出沟:修复因磨损而变浅的窝沟、溢出沟。

②殆面的形成:与对颌牙齿的接触面形成位点接触。

③牙尖顶形成:将平坦的牙尖修复为正常生理牙尖。

即使消除了咬合干扰,在观察到以下咬合不平衡时也必须修整牙冠形状。

①过长牙。
②楔形牙尖。
③边缘嵴不平整。
④扭转牙、移位牙、倾斜牙。
⑤咬合面异常。

第三节　牙周 - 正畸治疗

一、牙周治疗中正畸治疗的目的

牙周疾病造成牙周组织的破坏使牙齿松动,不均衡的咬合力有可能使牙齿发生偏斜和运动,从而导致牙列不齐。其结果加剧了引起牙周组织破坏的危险因素。因此,牙周治疗中的正畸治疗具有提高美观度、改善清洁性、改善咬合、改善骨缺损、促进牙周治疗等优点。

二、矫治器的种类

（一）固定矫治器

一种将托槽固定到牙面并用金属丝或皮筋移动牙齿的装置（图Ⅱ-5-2）。固定正畸矫治器需要牢固的牙齿作为支抗。

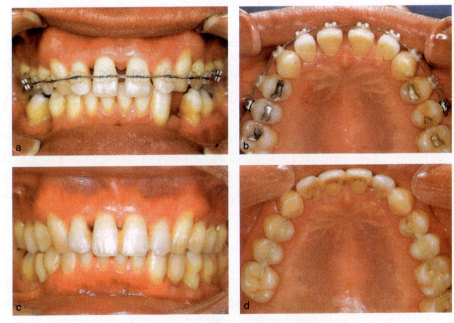

图Ⅱ-5-2　固定矫治器的牙齿移动

a、b. 安装固定矫治器后；c、d. 矫治治疗后的状态

（二）可摘矫治器

可摘矫治器是一种将金属丝附着到可摘基托上并通过金属丝的弹力移动牙齿的装置,该基托本身就是支抗(图Ⅱ-5-3)。可摘正畸装置有许多类型,其中多数用于使牙齿从颊侧向舌侧倾斜,少部分将牙齿从舌侧向颊侧移动。

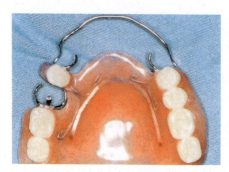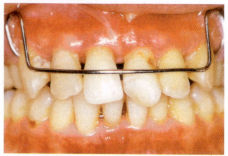

图Ⅱ-5-3　可摘式矫治器(悬挂式矫治器)

三、保持

保持是指牙齿移动后要保持住状态,防止牙齿在正畸移动完成后复发,直到牙列和咬合稳定为止。许多患牙周病的牙齿冠根比的条件较差,通常用可摘或固定的保持器固定多颗牙齿实现保持的目的。

第四节　松 牙 固 定

一、暂时固定

如果牙周炎破坏了牙周组织并发生了牙槽骨的吸收,则牙齿松动度会增加,并且无法行使正常的口腔功能。松动牙的临时固定方法称为暂时固定,是牙周治疗的基本手段之一。暂时固定的目的是减少牙齿移动并保持牙周组织的正常活动,通过将咬合力分散在许多牙齿上,以防止因食物受压,造成病理运动和牙齿移位。

位于牙齿外侧的固定方法被称为外侧固定,位于牙齿内侧的固定方法称为内侧固定。此外,根据是否可摘取又分为可摘型和固定型(表Ⅱ-5-2)。

二、永久固定与缺失牙修复

在牙周治疗完成之后,如果牙齿的支撑组织量很小,则有必要固定多颗牙齿以减轻负担。永久固定是指在牙周基础治疗和牙周手术完成之后,为了使剩余牙齿能够被长期使用而进行的连接和固定的治疗方法。通常,当没有缺失的牙齿时,通过联冠将牙齿固定,但是当有缺失牙齿时,需使用固

表Ⅱ-5-2　暂时固定的分类

固定式固定法	外侧固定
	钢丝结扎固定法
	釉质填充树脂固定法（树脂黏接固定法）
	内侧固定
	咬合面夹板
可摘式固定法	可摘义齿
	𬌗垫
	保持器

定桥或可摘义齿进行缺失牙的修复。以这种方式连接和固定患牙等一系列治疗称为牙周夹板。从狭义上讲，它是严重晚期牙周治疗的修复体，但其目的还在于保持牙周组织健康。戴上最终修复体的前提是所有其他牙周基本治疗都已完成。

（一）固定修复装置

固定修复装置通过基牙连接在一起，咬合力由所有基牙牙周膜承担，通常采用全冠或嵌体的固定连接（图Ⅱ-5-4）。

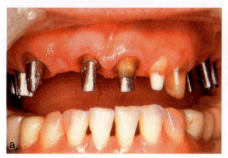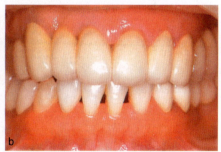

图Ⅱ-5-4　固定修复装置
上颌固定桥病例：a. 戴桥前；b. 戴桥后

（二）可摘修复装置

可摘局部义齿、套筒式义齿等可摘的修复装置（图Ⅱ-5-5），适用于多颗牙齿缺损的情况，通常为牙周膜及黏膜共同承担咬合力的设计。

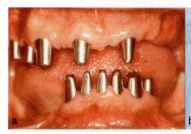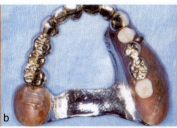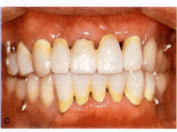

图Ⅱ-5-5　可摘修复装置
可摘式局部义齿的使用病例：a. 安装前；b. 可摘义齿；c. 安装后

第五节　口腔种植治疗

一、种植治疗的特点

近年来,口腔种植作为牙周治疗后的修复治疗方法被广泛应用。植入颌骨中并具有人造牙根功能的口腔种植体,通常称为种植体(图Ⅱ-5-6)。对于缺牙或多牙松动的牙周病患者,使用固定桥或可摘义齿恢复口腔功能可能增加基牙的负担导致余留牙早失。种植体的优点是,它可以通过减小和分散剩余牙周组织上的功能压力来增加剩余牙齿的耐用性,而无须磨削剩余牙齿或使剩余牙齿承担超负荷的应力。

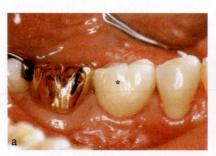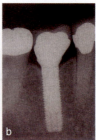

图Ⅱ-5-6　口腔种植术用于缺失牙修复

a. 46(*)种植修复体;b. X 线片

(一)种植体的类型

1. 种植体材料

种植体的金属材料通常为纯钛和钛合金,此外还有钛表面增加羟基磷灰石涂层的复合材料。

2. 种植体的形状

种植体的形状大致可分为螺纹型和圆柱型(图Ⅱ-5-7)。螺纹型是现在主流使用的种植体,它可以分为类似于根部形状的螺纹柱状和锥状(图Ⅱ-5-8)。过去,除了这些以外还有扁平形的叶状种植体等类型,但现在几乎不再使用。螺纹型由于螺纹的存在,骨接触面积比圆柱形大大增加。

(二)种植体植入的术式

种植体植入方法分为一步法和两步法(图Ⅱ-5-9)。两步法要将种植体植入在黏膜下一定的时间(通常上颌骨需 5~6 个月,下颌骨需 4~5 个月)直到建立骨整合为止,这是种植体在愈合期内与口腔环境隔离的方法。一步法可以一次完成植入体与口腔环境的联通,与两步法相比仅需一次操作,减轻了患者的负担,且可以尽早使用种植体,但感染风险要远远高于两步法。近年来,一步法因为顺应患者的需求而逐渐普及。

笔记

骨结合:种植体与骨组织紧密结合形成骨结合。

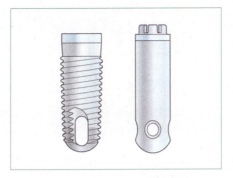

图Ⅱ-5-7　形状不同的种植体

左：螺纹型（锥状）；右：圆柱型

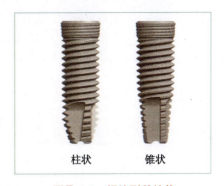

图Ⅱ-5-8　螺纹型种植体

柱状　　锥状

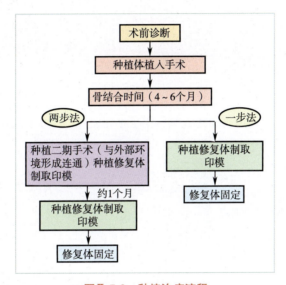

图Ⅱ-5-9　种植治疗流程

（三）种植体的二期手术

在两步法种植中，形成骨整合后，将植入的种植体从黏膜下暴露，并将称为"愈合基台"的穿龈结构连接到种植体上（图Ⅱ-5-10）。如果种植体周围的角化组织不足，会对长期预后产生不利影响。此时可以在二期手术时通过牙周手术进行补救，如进行游离龈移植术。

（四）种植体周围组织

天然牙齿在牙根表面有上皮和结缔组织黏附，并且外部刺激不会直接从牙龈缝隙到达牙槽骨。而种植体周围黏膜的上皮、结缔组织与种植体直接接触，无法像天然牙齿那般附着牢固。与种植体接触的上皮约 2mm 宽，并形成与种植体的上皮附着。另外，在上皮的顶端与牙槽骨之间有一个结缔组织层，其宽度约为 1~1.6mm，与天然牙齿不同，它仅与种植体接触而未附着。该上皮结缔组织层的恒定宽度称为种植体周围组织的生物学宽度（图Ⅱ-5-11）。在天然牙牙根周围存在牙骨质、牙龈纤维和牙周膜纤维，在种植体周围则不存在牙骨质和牙周膜组织，种植体直接与骨骼结合。在牙周

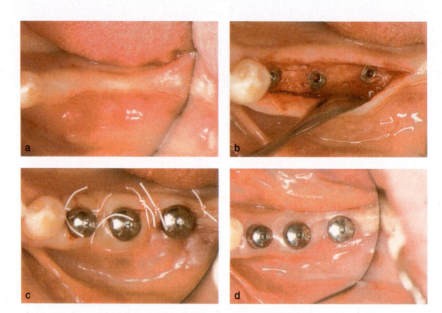

图Ⅱ-5-10　下颌左侧种植二期手术

a. 种植体植入后 4 个月二期手术前；b. 将骨黏膜剥离开，暴露种植体；c. 将"愈合基台"的穿龈结构连接到种植体上进行缝合；d. 二期手术 2 周后的状态

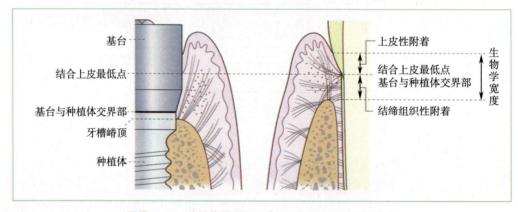

图Ⅱ-5-11　种植体周围组织与天然牙周围组织的比较

天然牙周围的结缔组织通过牙骨质连接到牙根，而种植体周围的结缔组织仅有与种植体平行的纤维排列

组织中，血液通过三种途径形成血供：牙周膜、牙槽骨和牙龈，但是在种植体中，没有牙周膜组织，因此血液只从两种途径形成血供：牙槽骨和牙龈。因此，种植体周围组织与天然牙齿相比，其对牙菌斑的抵抗力及对外界因素的抵抗力较低。

二、种植体的上部结构

固定在种植体基台上的上部结构包括牙冠和覆盖义齿。

根据固定方法，牙冠的固定方法分为：①黏接固位、②螺丝固位。黏接固位是将上部结构用水门汀黏接在基台上。螺丝固定是通过螺钉将上部结构连接到基台，并且可以由口腔科医生拆除。

水门汀固定无须螺丝固定的通道孔,能够保证美观和设计的自由度,但缺点是在拆除上部结构时会造成修复体毁坏。另一方面,螺丝固定可以保证基台和上部结构的清洁,但是咬合面上设置的通道孔会破坏美观。

覆盖义齿是指通过专用附件将义齿与种植体相连的修复方式,多用于无牙颌和多牙缺损的病例。

临床要点

生物学宽度(biologic width)

生物学宽度是指上皮附着部分和结缔组织附着的垂直宽度。上皮附着和结缔组织附着两部分分别在天然牙齿周围各自大约 1mm,总共约 2mm。生物学宽度具有稳定性,常用作牙槽外科手术中的骨去除和冠修复期间的边缘位置的指标。尤其是出于美学要求,在牙冠修复过程中,将牙冠边缘设置在牙龈缘下方时,不侵犯牙周组织非常重要。有研究报道,种植体周围组织也存在生物学宽度。

（李莉　译,安娜　审校）

参 考 文 献

1）村井正大ほか編:歯周治療の知識. 医歯薬出版, 東京, 1994.
2）石川烈ほか編:臨床医のための歯周治療. 永末書店, 京都, 2001.
3）佐藤直志:歯周補綴の臨床と手技. クインテッセンス出版, 東京, 1992.
4）鴨井久一ほか編:標準歯周病学. 第 4 版, 医学書院, 東京, 2005.

第六章　牙周维护治疗

学习目标

1. 了解牙周维护治疗的重要性和意义
2. 掌握牙周维护治疗的健康教育
3. 掌握牙周组织检查的要点
4. 熟悉牙周维护治疗的治疗要点

第一节　牙周维护治疗的重要性及意义

牙周维护治疗（maintenance）是指在牙周治疗结束后的维护阶段，根据患者的既往病情及临床评估，采取的预防和减少牙周再感染和牙周病复发，维持口腔状况长期稳定的治疗措施。Becker 等人的研究结果显示，牙周炎患者的缺牙数量与牙周维护治疗周期呈正相关。研究表明，牙周治疗后未进行维护治疗的人群，5 年间平均失牙数为 1.1 颗，而进行后续维护治疗的人均失牙数为 0.5 颗。因此，牙周炎患者应坚持进行牙周维护治疗，以保持牙齿的健康状态（表Ⅱ-6-1）。

表Ⅱ-6-1　牙周维护治疗的意义

1. 维持牙周组织健康
2. 降低牙周疾病复发风险，早发现早治疗
3. 牙周病治疗后的预后评估
4. 加强患者口腔健康教育，提高患者主动性
5. 了解患者的全身情况及生活习惯

近年来，由于患者病情差异以及患者所处环境的变化，牙周维护治疗的内容也变得更为广泛。根据牙周治疗后患者的全身状况和牙周组织状态，可将牙周维护治疗分为牙周支持治疗（SPT）和维护治疗两种方法。

经过牙周治疗后，大部分患者的牙周组织基本恢复健康，部分患者牙周

组织病变进行性停止,处于临床上的健康状态,即无牙龈炎症,探诊时不出血,牙周袋未及 4mm,牙齿松动在正常范围内,称为"治愈"。这类患者后期可采取维护治疗方法,进行以预防复发为目的的自我护理(家庭护理)和定期的口腔健康诊断的专业护理(图Ⅱ-6-1)。

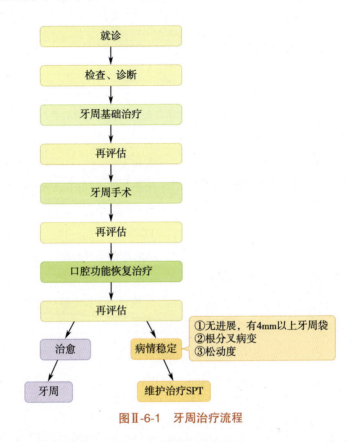

图Ⅱ-6-1　牙周治疗流程

对牙周袋探诊深度大于 4mm、有根分叉病变、牙齿松动,但处于相对稳定状态,病情不再进展的患者可采取牙周支持治疗方法。

可见,牙周维护治疗是患者治愈后牙周的健康管理,SPT 则是阻断病情进展,维持牙周相对稳定的治疗方法。

第二节　牙周维护治疗与 SPT 的适应证

一、治疗方法的选择

根据下面列举的牙周维护治疗和 SPT 的临床适应证选择治疗方法。此外,牙周特异致病菌的微生物检测结果也是选择治疗方法的重要辅助手段。

（一）SPT 的适应证

个体时间及经济条件的限制，牙齿保护的理念和健康状况的差异和患者自身的既往病情（如深牙周袋、牙齿松动、牙齿排列不齐、充填体悬突及不良修复体边缘等）等因素可能导致牙周疾病的复发，可对该类患者进行 SPT 治疗。治疗前应给予患者充分地解释说明，取得患者的理解。

（二）牙周维护治疗的适应证（表Ⅱ-6-2）

表Ⅱ-6-2　牙周维护治疗的理想标准

	维护
全身状况	全身疾病得到有效控制
咬合关系	咬合关系稳定
牙列	稳定
松动度	有生理动度（在 0.2mm 以内）、无附着丧失
牙周袋	探诊深度小于 4mm
出血指数	BOP（ - ）
牙龈状态	无红肿等炎症表现
口腔卫生维护	良好（PCR 20% 以下）
X 线影像	牙槽骨硬骨板完整呈致密连续影，牙周膜间隙恢复正常宽度

1. 牙周组织形态稳定

牙周袋小于 4mm、BOP（ - ）、牙齿仅有生理性动度、牙列功能正常、无殆创伤、X 线显示牙根周围的牙槽骨表现为连续阻射的白线状致密影、牙周膜间隙呈连续均匀的线状黑色透射带。

2. 全身健康状态稳定

患者的全身疾病得到控制。

由于家庭环境和社会背景的差异，患者过渡到牙周维护治疗的时间和条件各不相同，不能一概而论。表Ⅱ-6-2 不是牙周维护治疗的绝对标准，医生和口腔卫生士应在有限的条件下引导患者，以期达到最满意的治疗效果。

二、复查周期

由于牙周疾病的进展程度和患者的口腔保健意识不同，牙周维护治疗和 SPT 治疗的复查周期因人而异。一般来说，菌斑控制佳，预后良好的情况下，治疗后 1 年内，每 3 个月复查 1 次。1 年后，每 6 个月复查 1 次。如为牙周疾病复发的高风险患者，则建议每月复查 1 次。

第三节 牙周维护治疗与 SPT 的内容

一、术语

进行牙周维护治疗和 SPT 时的牙周检查方法,参见第二篇第二章。

经过长时间的牙周维护治疗,医务人员应知晓患者不可改变的危险因素(遗传、牙体和牙周组织发育异常或解剖缺陷)和可以改变的行为危险因素(不重视口腔保健及依从性差等),复查时应有针对性地重点强化指导。

二、健康教育

进行维护治疗和 SPT 治疗时,患者的健康教育十分重要。不要拘泥于为了保留牙齿而进行口腔维护治疗,要使患者树立为了全身健康进行口腔维护治疗的理念。此外,不少患者认为经过积极治疗后症状消失,病情好转,病已彻底治愈不愿定期复查。因此,医务人员应进行口腔卫生指导,教会患者如何正确使用牙线及间隙刷,纠正不良卫生习惯,强化患者主动进行口腔健康维护的主观能动性。

三、SPT

在牙周治疗的任何阶段,患者的治疗目的都是去除感染源,恢复功能(图Ⅱ-6-2~图Ⅱ-6-5)。维持口腔健康是长期重要的目标。

松动度	0	0	0	0	1	0	0	1	1	0	0	1	1	0	0	0
颊	③②③	⑥⑤④	④③⑥	⑥②④	④②③	④②④	④②③	333	323	323	③②③	④②⑤	⑥③⑤	⑤③⑧	④⑥⑤	④②③
颚	444	544	534	543	764	424	323	323	323	334	433	426	634	426	435	444
牙位	8	7	6	5	4	3	2	1	1	2	3	4	5	6	7	8
舌	④④④	⑥③⑥	⑥④⑤	⑤③⑥	④④④	⑤④⑤	524	⑤②④	333	224	④②④	④③⑤	④③⑥	⑥③④	③③③	
颊	433	637	636	636	446	525	634	334	④②③	323	③②③	③②④	④②③	④②⑥	623	335
松动度	0	0	0	0	0	0	2	2	2	0	0	0	0	0		

PCR:100%

图Ⅱ-6-2 初诊时患者的牙周检查记录表

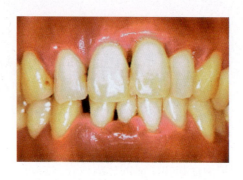

图Ⅱ-6-3　初诊时口内像

松动度	0	0	0	0	0	0	0	0	0	0	0	0	0	0	0	0
颊	3 2 3	4 3 3	③2③	③2 2	2 2 3	③2 3	3 2 2	③2 3	3 2 3	3 2④	③2 3	3 2 3	3 2③	②2 3	3 3③	3 3 3
颚	4 4 3	③2 4	③2③	③2 3	3 2 4	4 2 3	3 2 3	3 2 3	3 2 3	3 3 3	3 3 3	③2③	2 2②	④2 3	3 2③	3 3 3
牙位	8	7	6	5	4	3	2	1	1	2	3	4	5	6	7	8
舌	3 3 3	3 2 3	3 2 3	3 2④	3 2 3	2 2 2	2 2 2	2 2 2	2 2 2	2 2 3	2 2③	2 2②	2 2 3	2 2②	②2③	3 3 3
颊	3 3 3	3 2③	②2③	③2④	3 2③	3 2 2	2 2 2	2 2 2	2 2 2	3 2 2	2 2 2	③2③	3 2③	3 2②	③2 3	3 2 3
松动度	0	0	0	0	0	0	0	0	0	0	0	0	0	0	0	0

PCR：20%

图Ⅱ-6-4　维护期牙周组织检查记录表

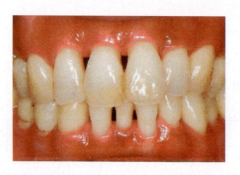

图Ⅱ-6-5　维护期口内像

四、牙周病患者种植术后的牙周维护治疗

种植修复正逐渐成为牙周病患者修复缺失牙的主要方式之一。种植体周围组织与天然牙一样，也需要进行良好的维护以保持其健康状态。近年来，伴随长期种植修复病例出现的，以种植体周围破坏为特点的种植体周围炎的发生逐渐增加。口腔卫生士在预防种植体周围炎工作中的作用越来越重要。多数学者认为，种植体周围炎与牙周疾病相似，菌斑聚集是始动因素，咬合负载过重以及宿主易感因素亦是不可忽略的因素，其发病机制尚不明确，也无明确的治疗方法。与天然牙通过牙周袋进行去菌斑治疗可以获得较好的预后不同，种植体周围骨吸收后，暴露种植体的表面清洁和生物相容性都难以恢复。因此，进行日常菌斑控制，防止细菌附着在种植体周围，

预防种植体周围炎,对患者来说至关重要。

种植体的自我护理基本遵循天然牙的护理方法,包括正确使用牙刷,配合使用牙间隙刷和牙线等。在对种植体进行专业护理时,应避免使用金属器械,以免损伤种植体表面,造成菌斑沉积。如需机械清除种植体周围的菌斑和牙石等,应使用塑料器械或与种植体相同硬度的钛刮治器(图Ⅱ-6-6)。医务人员应了解患者的口腔卫生维护能力,因人而异地制订回访的间隔时间。

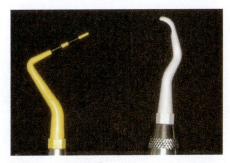

图Ⅱ-6-6　种植用塑料探针(左)、洁治器(右)

参 考 文 献

1) Becker W, Berg L, Becker BE. The long term evaluation of periodontal treatment and maintenance in 95 patients. Int J Periodontics Restorative Dent 1984;4 (2):54-71.
2) 岡本浩監訳:Lindhe 臨床歯周学とインプラント. 第4版(臨床編), クインテッセンス出版, 東京, 2005.
3) 山本浩正:イラストで語るペリオのためのバイオロジー. クインテッセンス出版, 東京, 2002.
4) 申基喆ほか監訳:Carranza's クリニカルペリオドントロジー. 第9版(下巻), クインテッセンス出版, 東京, 2005.

(刘越　译,廖雁婷　审校)

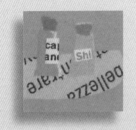

第三篇

牙周治疗中口腔卫生士的工作内容

第一章 牙周治疗中口腔卫生士的职责

学习目标

1. 掌握牙周治疗流程与口腔卫生士的职责
2. 掌握牙周病检查方法与注意事项
3. 熟悉危险因素的相关指导
4. 掌握牙周基础治疗前的观察与注意事项
5. 掌握牙周基础治疗相关器械
6. 掌握牙周基础治疗的基本知识
7. 掌握使用仿头模进行牙周基础治疗的基本操作
8. 掌握牙周手术器械、材料与注意事项
9. 掌握牙周健康维护中口腔卫生士的工作内容
10. 熟悉诊室与器械、材料的管理

第一节 牙周治疗的步骤

牙周治疗的周期较长,且在治疗牙周病后需要持续进行牙周维护治疗。以口腔科医生的治疗计划为基础,口腔卫生士应配合医生按步骤进行牙周治疗。

一、牙周治疗流程与口腔卫生士工作内容

第二篇第一章叙述了包含口腔卫生士工作内容的牙周治疗基本流程。接下来简单地说明治疗各阶段中,口腔卫生士的工作内容。

(一)牙周检查

牙周检查是口腔科医生做出诊断和制订治疗计划的基础,也是评估预后的重要指标。口腔卫生士目测患者口腔状况后,对其进行菌斑附着状况、探诊深度(PD)、探诊后出血(BOP)、牙龈指数(GI)、牙齿动度、根分叉病变等检查。

（二）向患者说明牙周治疗

医患关系会影响牙周治疗的效果。因此，接诊初诊患者时细心的关照，良好的沟通十分必要。

向患者说明牙周疾病的病因、临床表现、治疗的必要性和不进行治疗时产生的问题等，在患者理解上述内容后征求患者的同意。进一步获取患者的信赖，调动其积极性。此部分工作大多是由口腔卫生士在口腔科医生的指导下完成。

（三）牙周基础治疗

按照制订的治疗计划，进行牙周基础治疗。牙周基础治疗是牙周治疗中的重要部分，其中口腔卫生士的工作也尤为重要，例如健康宣教、洁治、刮治等。

（四）对预后的再评估及治疗计划的调整

牙周基础治疗结束后，为评估治疗效果，需再次行牙周检查。检查结果显示牙周疾病得以改善、治愈或病情稳定时，则过渡为牙周维护治疗或牙周支持治疗（SPT）。反复进行牙周基础治疗后仍存在牙周袋时，口腔医生应重新制订治疗计划。

（五）牙周手术

再评估后，必要时进行牙周手术。

（六）口腔功能恢复治疗

为恢复因牙周疾病导致的口腔功能障碍，在牙周手术后进行的治疗，总称为口腔功能恢复治疗。其中包括咬合治疗、牙周-修复治疗、牙周-牙体治疗、牙周-正畸治疗以及种植治疗。

在口腔功能恢复治疗后，口腔环境发生很大变化，因此要指导患者选择适合其口内环境状态的牙刷、刷牙方法及配合工具。特别是在牙周治疗后牙间隙扩大时，口腔卫生指导内容常与最初不同，应根据患者的现状进行指导。

（七）牙周维护治疗

牙周治疗后，牙周组织恢复临床健康状态，称为治愈。治愈的标准为牙龈炎症消退、探诊深度在 3mm 以下、探诊无出血、牙齿动度在生理范围内。

牙周维护治疗是指使牙周治疗后治愈的牙周组织维持长期健康的管理过程。其目的为：①预防牙周疾病；②尽早发现牙周疾病的新发部位；③长期维持良好的牙周组织环境。牙周维护治疗的内容为维持积极性、确认自我维护是否正确，必要时进行专业的机械性菌斑控制（PMTC）、牙周基础治疗，进一步针对患者生活习惯的改善和全身性危险因素的管理进行相应的指导。

（八）牙周支持治疗（SPT）

经过牙周治疗的牙周组织基本恢复健康状态后，仍存在少部分牙齿的牙周探诊深度大于 4mm 以及根分叉病变、牙齿动度异常等，但其牙周炎症得以控制，此状态称为牙周健康状态。

SPT 是指使牙周治疗后的牙周组织维持健康的过程，以口腔卫生指导、PMTC、牙周袋内清洗、SRP、调整咬合等治疗为主。随着老龄化的出现，为了患者终身使用自己的天然牙，口腔卫生士在 SPT 中的作用正在逐渐增大。

（九）种植周围组织疾病的对策

种植周围组织与天然牙一样也会附着菌斑，引起炎症。炎症局限于种植体周围黏膜时，称为种植体黏膜炎。当出现种植体周围炎时，会伴有牙槽骨吸收，暴露出的种植体表面很难保持清洁。

口腔卫生士对植入种植体的患者进行细致的自我口腔卫生维护指导和持续性的口腔专业维持治疗，对于预防种植体周围炎非常重要。

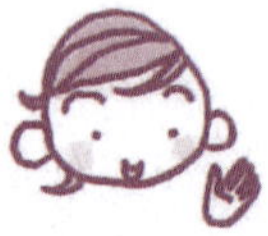

第二节　牙周疾病检查及诊断的配合

笔记
标准预防：将所有患者的血液、体液、分泌物、黏膜等湿性生物物质都看做是传染源。

一、了解初诊患者的全身状况

初诊时，提前给患者发放问卷，记录相关信息后再进行问诊（图Ⅲ-1-1）。口腔卫生士向患者确认问卷上记录的内容后，医生以此为基础进行问诊。特别要注意既往史、药物过敏史等内容。此外，可能会忽略患者患有传染病，即使问卷的既往史中未记录时也应按照标准预防进行检查和治疗。

Ⅰ. 使您困扰的症状是什么？请在相应选项的□内划√，[ ]内划○。
- □疼痛［牙齿、牙龈、黏膜、颞下颌关节、舌头］
- □龋齿［刺激痛、无疼痛］
- □充填体、修复体脱落
- □牙龈出血
- □颞下颌关节运动痛
- □张口困难
- □肿胀［牙龈、腭、面部］
- □牙齿松动
- □义齿不适
- □牙石、烟渍等
- □其他

Ⅱ. 请对以下口腔治疗、健康状态的问题进行作答。
- □过敏体质（过敏反应）［药物、食物、其他］
- □既往口腔治疗时，注射过麻醉药物
- □既往接受过手术或输血治疗
- □不易止血
- □皮肤易出现瘀青（皮下出血）
- □目前患有的疾病（　）
- □目前服用的药物（　）
- □既往患有的疾病（　）
- □（女性填写）目前存在妊娠的可能

Ⅲ. 请写下家族（父母、兄弟姐妹、孩子、其他）中，目前或既往患有的重大疾病名称以及您与此位家庭成员的关系。
关系：________　疾病名称：________

Ⅳ. 请写下您对口腔治疗的期待。

____

时期：________年____月____日　　姓名________

图Ⅲ-1-1　问卷示例

应特别注意患者的日常用药对牙周治疗的影响，尤其是诱发牙龈增生、凝血困难等药物，以及诱发过敏症状的抗生素。另外，糖尿病等全身性疾病、吸烟等生活习惯均为牙周病的危险诱因，对牙周治疗的影响较大。

口腔卫生士可从与患者的日常对话中了解患者的全身状况。例如"血压有些高，上个月开始按医生的处方服用降压药了""最近睡眠质量差，开了些助睡眠的药"等对话。良好的问诊可以得到患者并未打算隐瞒，但却认为没必要向口腔科医生报告的相关信息。

二、牙周检查

牙周疾病的治疗计划是基于详细的牙周组织检查制订的，正确地进行牙周检查有利于制订最适宜的治疗计划。

另外，由于特殊部位的疾病状态会发生变化，导致牙周疾病反复处于活动期与稳定期，因此在治疗的每个阶段都应进行牙周检查，并根据病情变化重新制订治疗计划。

口腔卫生士可进行以下牙周检查（表Ⅲ-1-1），均为制订牙周治疗计划时必要的检查项目，但临床上不一定全部检查。检查前充分观察牙龈等状况，提前掌握口内状态。

（一）菌斑指数

菌斑指数是指对牙周疾病的产生和发展有直接影响的近龈缘区菌斑的量和范围。菌斑指数检查结果决定如何指导口腔清洁。

1. O'Leary 的菌斑记录法

O'Leary 的菌斑记录法（PCR）是一种代表性检查，不仅针对菌斑量，还包括附着范围和部位。

检查中，首先分别将牙齿的颊、舌、近中、远中面的颈部染成红色并进行确认（图Ⅲ-1-2）。根据牙面遗留的着色区评估菌斑附着率。着色区可以作为解释说明的资料用于指导患者口腔清洁。菌斑附着率可记录患者长期的菌斑附着状况，因此具有十分重要的临床意义。

表Ⅲ-1-1　口腔卫生士进行的牙周检查项目

- 菌斑检查（O'Leary 的菌斑指数检查等）
- 牙周袋深度的检查
- 探诊后出血（BOP）
- 牙龈炎症程度（GI 等）
- 牙齿动度的检查
- 根分叉病变的检查
- 附着水平的检查
- 制取研究模型
- 拍摄口内照片

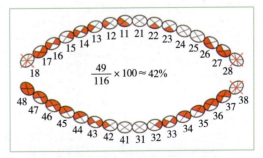

$$\frac{49}{116} \times 100 \approx 42\%$$

图Ⅲ-1-2　O'Leary 的菌斑控制记录

如图所示，记录菌斑附着部位

（二）牙周袋深度（探诊深度）的检查

1. 探针的使用方法

采用握笔式轻轻握持、固定探针。将探针的前端沿着牙面插入到袋内。因为牙周袋底较软且有弹性，较硬且粗糙的部位并不是牙周袋底，而是龈下牙石。探针前端触碰到龈下牙石后，无法探到牙周袋底，必须调整方向沿着根尖的方向再一次探入。

测量时，注意探针尽量保持与牙体长轴平行，不可倾斜或前端脱离牙面（图Ⅲ-1-3）。但探查牙齿邻面牙周袋时，探针要紧贴牙邻面接触点探入，并特别将探针向龈谷方向稍倾斜（图Ⅲ-1-4）。此外，龈谷是非角化上皮，不可过度探入导致损伤。

使用牙周探针探查牙周袋深度，获取正确的牙齿周围牙周袋的状态（图Ⅲ-1-5）。通常采用4点法或6点法记录探诊结果，其中6点法的记录更为详细。6点法是分别记录颊舌两侧的近中、中央、远中6个部位的最大探诊数值。

牙周袋深度的探诊力度易存在误差，因此同一患者尽量由同一术者进行检查。有报告显示即使同一术者进行探诊时也存在力度的误差，因此应提高探诊操作的熟练程度。适宜的探诊力度为0.2~0.25N（20~25g的重量），该力度最好恒定不变。

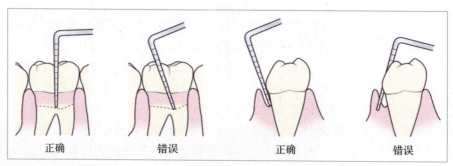

正确　　　错误　　　正确　　　错误

图Ⅲ-1-3　探诊角度

探针尽量保持与牙体长轴平行

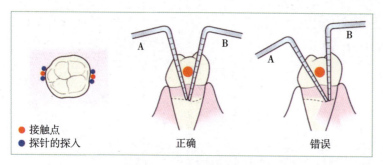

接触点

探针的探入

正确　　　错误

图Ⅲ-1-4　接触点的探入

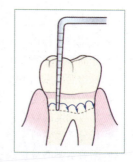

图Ⅲ-1-5　牙周探针

探针上下移动的同时向近远中方向逐步移动

（三）附着水平的检查

附着水平（attachment level, AL）是指从釉牙骨质界（cement-enamel junction, CEJ）到牙周袋底的距离。牙周袋深度是以龈缘为基准点进行测量的，但龈缘位置容易因为牙龈炎症等出现变化。此外附着水平是以 CEJ 为基准点，CEJ 的位置是固定的，不可改变。因此附着水平的检查是在掌握牙龈退缩、牙周疾病进展和改善等长期性变化的基础上，客观又具有高度可重复性的检查。附着水平（牙龈边缘）向根向移位称为牙龈退缩（附着丧失）；龈缘移向冠方，出现"假袋"。附着水平的检查应与探诊深度检查同时进行。

（四）探诊出血

探诊出血（bleeding on probing, BOP）是用于判断牙周探诊时，探针刺激牙龈后，是否引起牙周袋底附近出血。BOP 与出血量无关，只要出现探诊后出血，即为 BOP（+），反之则为 BOP（-）。

BOP 呈阳性时，说明此时牙周袋底部存在炎症，为活动性牙周袋。BOP 呈阴性时，即使存在牙周袋，仅说明牙周袋底部有轻度或没有炎症，为非活动性牙周袋，能够抵抗探诊的力度。

因此，BOP 呈阴性时，尽管牙周袋较深，为防止过度医疗，无须进行 SRP。BOP 呈阳性时，即使牙周袋较浅，但袋内仍有炎症，若不进行处理，必然会造成牙周炎症的进展。

记录检查结果时，在对应的 BOP 呈阳性部位的牙周袋探诊值处划○，能够直接看出需要治疗的部位，从而顺畅地进行 SRP 与牙周手术（图Ⅲ-1-6）。

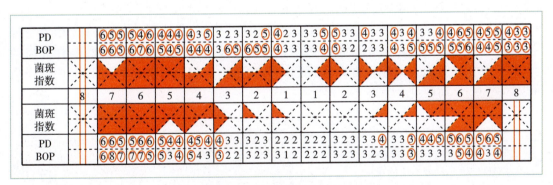

图Ⅲ-1-6 牙周检查结果示例

（五）牙龈的炎症状况

牙龈指数（gingival index, GI）是反映龈牙结合部，也就是牙周袋内较浅部位的炎症程度的指数。需要使用牙周探针进行此项检查，将牙周探针放于牙周袋极浅的部位，沿着牙周袋内壁环绕滑动一周后进行评估（图Ⅲ-1-7）。将每个牙的牙龈分为 4 个区域（颊侧近中龈乳头、颊侧边缘龈、颊侧远中龈乳头及舌侧边缘龈），按照 GI 的分级标准进行评估（表Ⅲ-1-2）。

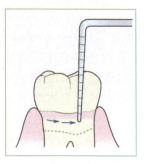

图Ⅲ-1-7　GI检查的探诊

表Ⅲ-1-2　GI评价标准

分级	临床症状
0：正常	牙龈无异常
1：轻度炎症	牙龈轻度颜色改变、轻度水肿,探诊不出血
2：中度炎症	牙龈颜色发红、水肿、光亮,探诊出血
3：重度炎症	牙龈明显发红和水肿或有溃疡,有自发出血倾向

　　此项检查用于口腔卫生指导效果的评估,不作为常规牙周检查。口腔卫生指导时,如果发现患者来院时菌斑指数检查显示菌斑附着量少,但其牙周炎并未得到改善,说明患者的日常口腔清洁有问题。因为部分患者来院复诊前会非常认真地刷牙,但平时却因忙碌等理由忽视日常口腔清洁。因此 GI 检查显示炎症存在时,即使来院时的口腔卫生状态良好,但因日常口腔清洁状态不良,依然判断其牙龈炎症并未得到改善。此时口腔卫生士的工作内容并非再次进行口腔清洁指导,而是要提高患者的健康意识。

（六）牙齿动度

　　随着牙周炎症的进展,牙周支持组织(牙龈纤维的破坏、牙周膜的增宽、牙槽骨的吸收)继续破坏,牙齿松动。牙齿动度分为生理性动度和病理性动度。生理性动度是指牙周组织健康时的动度,该动度在牙周膜的厚度(约0.02mm)范围内。超过生理性动度范围的则称为病理性动度,常使用 Miller 法对牙齿动度进行分类(表Ⅲ-1-3)。

　　使用镊子进行牙齿动度的检查(图Ⅲ-1-8)。检查前牙时,用镊子喙端夹持切缘作唇舌向摇动。检查后牙时,将镊子喙端并拢,放在牙齿的𬌗面并向颊舌方向和近远中方向加力。根据牙齿的摇动程度评估牙齿动度。

表Ⅲ-1-3　牙齿动度（Miller 法）

动度	临床症状
0度：生理性松动	动度不超过 0.2mm
Ⅰ度：轻度松动	唇(颊)舌向动度为0.2~1.0mm
Ⅱ度：中度松动	唇(颊)舌向、近远中向动度为 1.0~2.0mm
Ⅲ度：重度松动	近远中向动度超过2.0mm 或出现垂直动度

（日本歯周学会编：歯周病専門用語集. 第2版, 2013. より）

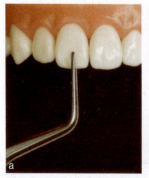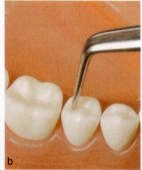

图Ⅲ-1-8　牙齿松动度的检查
a. 前牙;b. 后牙

临床中,牙周炎常合并咬合创伤,咬合创伤在菌斑引起的牙周破坏过程中起协同破坏作用。通过口腔卫生士对患者进行细致的龈上、龈下的菌斑控制,降低其牙齿动度。牙齿过度松动会造成口腔功能障碍,必要时,口腔科医生需要调整松动牙齿的咬合或暂时固定。牙齿松动度的检查可作为处理松动牙齿的指标。

(七)根分叉病变的检查

使用专用的根分叉探针检查根分叉病变(图Ⅲ-1-9,图Ⅲ-1-10,图Ⅲ-1-11)。

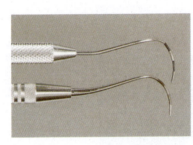

图Ⅲ-1-9 牙周根分叉探针

为正确使用探针,应熟练掌握牙齿根部的解剖形态,进而理解根分叉病变的状态、位置存在很大个体差异。目前常用Lindhe 和 Nyman 标准对根分叉病变进行分类(图Ⅱ-2-11)。X线片和探诊检查无法发现早期根分叉病变,通常在出现症状前不会给予处理。如何通过检查尽早发现根分叉病变现已成为口腔卫生士的研究课题。

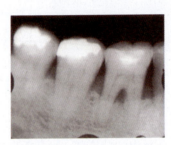

图Ⅲ-1-10 根分叉病变的检查
通过 X 线片判断 46 根分叉部的透过影

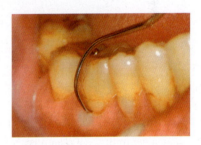

图Ⅲ-1-11 根分叉病变的检查
使用牙周根分叉探针进行检查

Ⅰ度病变时,有必要进行 SRP,口腔卫生士需要熟练掌握该项操作。Ⅱ度、Ⅲ度病变时,需要采取牙周手术等治疗方法,因此根分叉病变检查是确定治疗计划的重要检查。

(八)X 线片

X 线片不仅能显示牙槽骨的吸收状态、根分叉的位置和形态等,还能反映牙齿邻面龈下牙石的状况、炎症波及状态、殆创伤等问题(图Ⅲ-1-12,图Ⅲ-1-13)。炎症波及的部位会出现边缘骨白线不清晰的情况。此外,根周膜增宽的部位存在殆创伤。不同 X 线片的拍摄方向、拍摄条件等,也会引起成像的差异,应结合视诊、探诊检查结果、X 线片等情况判断病情。应按标准化的评判标准比较长期的检查结果。

探诊或牙周基础治疗时,应提前通过 X 线片确认牙根、牙槽骨形态等,从而准确地进行操作。操作中也会经常拍 X 线片,以确认操作的准确性。

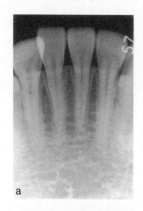

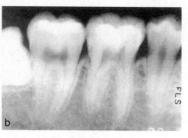

图Ⅲ-1-12　健康牙周组织的 X 线片
清晰的骨白线
a. 前牙；b. 后牙

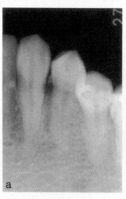

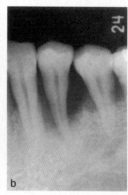

图Ⅲ-1-13　牙周病的 X 线片
a. 附着的牙石；b. 垂直型骨吸收
（写真は愛知学院大学短期大学部，
稲垣幸司先生のご厚意による）

（黄燃丽　译，李静文　审校）

（九）研究模型

口内牙列模型对于制订牙周治疗计划和未来修复治疗计划是必要的，可以掌握牙列的形态、咬合磨损的状态等；如果牙齿松动严重，取印模时会有牙齿脱落的可能，需要特别注意。

（十）口内照片

从患者第一次就诊开始，到牙周基础治疗结束的各阶段都要留照片，以确认牙周组织的变化，同时也方便向患者交代治疗目的和治疗效果，这些视觉资料可以起到更直观的效果。

第三节　危险因素的评估

一般情况下，疾病不是单独某一个因素引起的，而是多个因素间的平衡失调所致，所谓危险因素是从长期研究的疾病数据中统计得出，即确认可能得哪种疾病的主要因素。对于牙周疾病的发病，与许多危险因素有关，医务人员应该就这些危险因素向患者提供适当的指导，因为适当地控制危险因素，可以抑制牙周病的发生和进展，提高牙周治疗的效果。当然，指导的最终目标是帮助患者自我实现 QOL（生活质量）的提高。但是患者的生活习惯、背景因素及价值观念等影响因素各不相同，所以虽然包括对成为病因的局部因素的指导、对糖尿病和高血压等全身因素的指导、对有吸烟和饮食等环境因素的指导等工作，但是还应该从健康状况和生活行动上把握成为危险因素的问题点，根据个人情况确定各危险因素的个性化主次顺序，更重要的是指导后要对其结果进行评价，并与进一步的保健行动相结合。

一、关于菌斑控制的指导

菌斑是导致牙周病的主要病因，能否维持良好的口腔卫生状态，将大大影响牙周治疗的成败。作为牙周治疗的流程，持续的菌斑控制是牙周治疗的基础，是维持牙周治疗效果、防止复发的关键。另外，使口腔环境恶化的菌斑滞留因素（菌斑蓄积因素）非常多，包括牙石、牙齿错位拥挤、牙龈的异常、不良修复体、不良充填体、牙齿形态异常、食物嵌塞、口呼吸、口腔前庭的异常、牙颈部龋、牙周袋的存在等等，所以我们需要仔细观察并确认这些影响菌斑控制的因素。

（一）口腔清洁指导

1. 患者自我意识的提高

患者自身的菌斑控制是长期维持牙周治疗效果的关键。保持医患之间良好的信赖关系是菌斑能够持续控制的重要因素。通过简单易懂的语言向患者讲解口腔内的状态、疾病状态下的口内照片和 X 线片，分析牙周病的具体状态及解释菌斑和牙周病的关系等，使患者认识到控制菌斑的重要性。口腔卫生士要注意牙龈和牙周袋的变化以及患者意识的变化，向患者传达这些变化也是很重要的。

2. 自我护理

患者刷牙的目的，一是去除菌斑，二是牙龈的机械性刺激。机械性刺激是指刷毛的尖端和毛束的边缘轻轻地触碰、刺激牙龈和牙间乳头，改善牙龈的血液流动，促进治疗，并且使作为生物屏障的牙龈上皮变得越来越强大。另外去除菌斑是针对牙周病原菌感染最直接的方法，所以让患者自觉主动地参与十分重要。

如果停止口腔清洁 2~3 天，牙面的菌斑附着就会迅速增加，其中的牙周病原菌（革兰氏阴性厌氧菌）也随之增加，牙龈的炎症症状便开始出现，如果不及时处理就会进展为牙周炎，由此可见刷牙对于去除菌斑的重要性。

自我评价法检验刷牙效果是用舌头触碰刷牙后的牙面，如果刷牙效果好，舌头的感觉应是光滑的。

患者再次就诊时我们可以通过观察他生活习惯的变化和口腔内的变化来了解患者自我护理的情况。患者持续保持刷牙的热情，有助于良好的口腔卫生的自我维护。

3. 刷牙指导

去除菌斑最重要的方法是刷牙，但是，要想通过刷牙来获得最大的效果,注重操作细节是必要的,如果难以发挥患者的积极性,效果也不会满意。因此,刷牙指导时不能一次指导很多内容,主要先从前牙等容易观察到变化的部位、患者重视的部位以及患者口腔清洁不充分的部位进行。只要是患者努力的结果哪怕是很小的变化都不容忽视,对患者来说,认同和赞扬也很重要。

刷牙指导时,首先请患者本人观察口腔内的状态,然后从牙列模型上了解牙齿的形态和结构。指导其将牙刷刷毛的顶端放在牙齿与牙龈交界处,以消除菌斑。各种刷牙方法的特点、牙龈状态、牙列状态、患者的年龄和刷牙技巧、刷牙的目的等都要考虑后才能选择一种适合的刷牙方法。一般来说,竖转动法是最常用的,用刷毛的顶端在一颗牙齿的三个方向进行磨刷(图Ⅲ-1-14)。除此之外,为了给牙间乳头部以机械的刺激,应配合使用牙间隙刷。牙刷毛软硬度的选择原则主要看牙龈的炎症状态,一般炎症越重刷毛应更柔软一些。

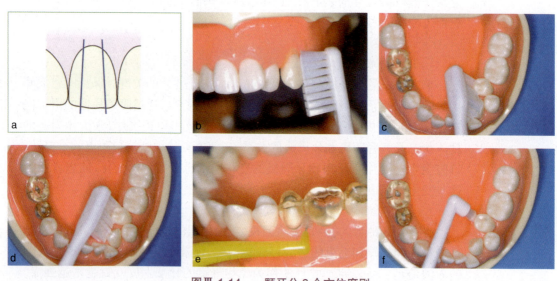

图Ⅲ-1-14　一颗牙分3个方位磨刷

a. 为了使刷毛将牙齿的唇颊面彻底清洁干净,将牙面分成3部分;b. 牙面的中央用转动刷牙法;c. 前牙的近远中面将牙刷竖立进行磨刷;d. 磨牙的近远中面用牙刷的顶端伸入磨刷;e. 牙缝间隙大的使用牙间隙刷;f. 向舌侧倾斜的磨牙的舌侧颈部用小尖头锥型牙刷

4. 牙间隙处清洁用具的指导

牙刷如果不能到达牙间隙处进行彻底的清洁,牙周病的发展就很难控制,而且最后磨牙的远中面、孤立牙、拥挤牙列等容易附着大量的菌斑,只用牙刷很难彻底清除这些部位的菌斑,特别是牙间隙处的牙龈,因为龈谷没有角化,所以牙龈上皮对菌斑的抵抗性较弱,炎症很容易波及此处,因此根据牙齿间的结构形态特点选择合适的牙间隙刷对于去除菌斑确实是必要的。另外,对于最后磨牙的远中面、孤立牙、拥挤牙列等情况,应指导患者使用牙线或单束牙刷等有针对性地认真清洁每一颗牙齿。

（二）饮食生活指导

1. 抑制菌斑附着的指导

饮食生活指导的目的是控制菌斑的附着和加强宿主免疫力。口腔科的饮食生活指导对全身健康也有很大的作用，因此口腔卫生士在此发挥的作用也很重要。

指导要点，包括摄入糖的量、饮食方式和咀嚼方式密切相关。

①抑制糖分的过量摄取，必要的情况下可以使用糖代用甜味剂。

②不要频繁的吃零食。

③两侧均匀咀嚼富含纤维的食物。

④通过增加咀嚼次数，增加唾液的分泌量，促进自净作用。

2. 关于加强免疫力的指导

为了提高身体的免疫力，参考饮食平衡指南等进行以下指导。

①三大营养素（蛋白质、脂肪、糖类）均衡摄取。

②充分摄取维生素和矿物质。

③摄取富含纤维的食物。

④一日三餐，均衡饮食。

⑤细嚼慢咽。

均衡的饮食生活，与预防代谢综合征有关。另外，与预防牙周病相关的营养素有蛋白质、维生素 A、维生素 B1、维生素 B2、维生素 C、维生素 D、磷、钙等。

笔记

代谢综合征内脏脂肪型肥胖的存在有引起慢性病的风险。

二、对全身状态的指导

有一些全身疾病会使免疫应答减弱，使愈合减缓，有时甚至会引起严重的牙周病。另一方面，有时会出现牙周病成为引起某些全身疾病风险因素的情况，所以需要调整全身的健康状态。

（一）糖尿病

糖尿病分为 1 型糖尿病和 2 型糖尿病，1 型糖尿病（胰岛素依赖型）是由于自身免疫反应异常引起，是胰岛素治疗的绝对适应证。2 型糖尿病（胰岛素抵抗型）是多种遗传因素包括胰岛素分泌降低和胰岛素抵抗性引起的，在饮食过量（高脂肪饮食）、运动不足、肥胖、压力等对身体有害的外界因素基础上伴随老龄化而发病[1]。在"糖尿病治疗指南"中，牙周病被认定为糖尿病的并发症。作为糖尿病的并发症，牙周病需要在口腔科和内科的配合下治疗。①由于革兰氏阴性厌氧菌 *P. gingivalis* 感染引起牙周组织的慢性炎症是糖尿病的重要并发症之一。②糖尿病患者的牙周病加重，相反牙周病加重则血糖控制不良。③通过治疗牙周病，胰岛素的抵抗性和血糖的控制情况都得到了改善。④牙周病是心肌梗死等动脉硬化疾病、感染性心内膜炎、呼吸系统疾病及低体重儿出生等可能的诱因。已经被确诊为糖尿病的患者，向其说明通过有效的牙周治疗可以改善血糖的控制情况，使患者积极参与治疗。经常有患者即使患有糖尿病，但没有症状，也没有被确诊，因此要对所有患者进行充分的问诊。如果是疑似糖尿病，应建议患者到综合医院就诊。牙周病的治疗可以使糖尿病的病情得到改善,所以考虑口腔科治疗注意事项的同时,应加强糖尿病知识指导(图Ⅲ-1-15)。

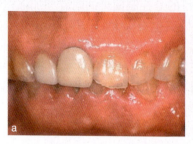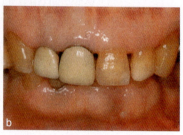

图Ⅲ-1-15　通过牙周治疗使牙周病和糖尿病改善的示例

72 岁男性,因上颌左侧磨牙部位的牙龈疼痛就诊。上图为初诊时口腔内的照片(2003 年 4 月)。诊断是 2 型糖尿病伴慢性牙周炎,牙周治疗使牙周组织的炎症得以控制,牙龈边缘的肿胀和急性炎症消失(7 年后,2010 年 3 月)。初诊时,患者在口服 α - 葡萄糖苷酶阻滞剂,空腹血糖(FBS)175mg/dl,糖化血红蛋白 7.9%(a)。现在也口服相同的药物,但 2007 年 8 月开始(糖化血红蛋白)(NGSP)6.4% 左右持续至今(b)。(写真是爱知学院大学短期大学部,稻垣幸司先生的ご厚意による)

1. 血糖控制的目标

评价血糖控制的主要看糖化血红蛋白 HbA1c(NGSP)[译者注:此处特指符合美国国家糖化血红蛋白标准化计划(national glycohemoglobin standardization program, NGSP)要求的糖化血红蛋白测定值](图Ⅲ-1-16),所谓 HbA1c,是红细胞中的血红蛋白与血清中的糖类(葡萄糖)相结合的产物,一般 HbA1c(NGSP)值越低,血糖控制就越好。但是,由于 HbA1c 值越低,引起低血糖症状的可能性也越大,所以糖尿病患者需出示病历手册,医生根据病历手册上所记载的 HbA1c 值对血糖的控制情况给予评估。另外,空腹或饭后 2h 测定的血糖值与 HbA1c 值是相关的,因此糖尿病患者来院就诊时,也要了解确认血糖水平并通过血糖测量仪器测量血糖值。

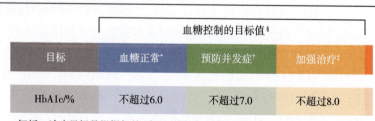

目标	血糖控制的目标值§		
	血糖正常*	预防并发症†	加强治疗‡
HbA1c/%	不超过6.0	不超过7.0	不超过8.0

解析:治疗目标是根据年龄、病程、器官障碍、低血糖的危险性、个人体质等个体差异进行设定

§ 这些都是成年人的目标值,但不包括孕妇

* 仅仅通过适当的饮食疗法或运动疗法就能达到既定的目标,或者即使使用药物疗法也可以远离低血糖等副作用

† 从并发症的预防观点来看,把 HbA1c 的目标值设为小于 7、对应的空腹血糖值设为小于 130mg/dl 和餐后两小时设为 180mg/dl 作为标准

‡ 低血糖等副作用,以及其他原因导致无法达到治疗效果时也可作为一项判断标准

图Ⅲ-1-16　血糖控制的指标和评价(糖尿病学会编:糖尿病治療ガイド 2014-15)

笔记:75gOGTT

疑似患有糖尿病患者,可以通过葡萄糖耐量试验来确诊是否患有糖尿病。将 75g 葡萄糖溶于水后服下,观察其后的血糖值和血胰岛素浓度的变化。可以分别诊断为正常型、临界型和糖尿病型。另外还需要做 2 型糖尿病的胰岛素抵抗性的评价和胰岛素分泌能力的测定。

第三篇　牙周治疗中口腔卫生士的工作内容

2. 糖尿病患者的口腔管理

糖尿病患者的免疫能力下降，容易感染疾病，牙龈黏膜上皮细胞和牙槽骨成骨细胞的再生能力下降，使创伤愈合慢，牙周病治疗后也容易复发。另外，血糖控制不良的情况下，多尿可能引起口腔干燥症，从而导致口腔卫生状况恶化。因此，对糖尿病患者进行口腔管理必要性的指导，以及提高自我管理意识和改善生活习惯是非常重要的。为了避免糖尿病病情的加重，口腔卫生士应该定期对糖尿病患者进行口腔科专业护理，包括刷牙指导和有效的菌斑控制。

3. 糖尿病患者的饮食生活指导

由于糖尿病与饮食和生活习惯等密切相关，所以需要通过调节每天的饮食结构来加深饮食营养方面的知识，维持健康的饮食生活。不仅要参考空腹血糖值，饭后血糖值的测定也很重要。饭后血管内壁容易长时间暴露于高血糖的环境中，此时空腹血糖值可能为临界型（图Ⅲ-1-17）。为了预防上述情况，建议放慢进食速度。先吃富含纤维的蔬菜类食物，再慢慢地摄取碳水化合物。另外，增加咀嚼次数，延长用餐时间会抑制血糖急速上升。口腔清洁状态不佳，牙周病高发的情况下，怀疑是临界型糖尿病的可能性大，应询问患者的进食速度、食用松软易消化的食品和甜品的频率，并给予相关的饮食生活指导。

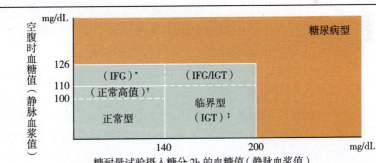

* IFG 是空腹时血糖值达到 110~125mg/dl，餐后 2h 血糖值低于 140mg/dl 的人群（WHO）。但是 ADA（美国糖尿病学会）中正常的空腹血糖值是 100~125mg/dl，而且只根据空腹血糖值来判定。

† 空腹血糖值为 100~109mg/dl 为正常区域，称之为"正常值上限"。这个区域糖尿病的进展有可能恶化，也有可能转为正常，难以预测。而且耐葡萄糖障碍的程度也是形式多样的。建议进行 OGTT 耐量试验来确诊。

‡ IGT 是采用 WHO 的糖尿病诊断标准的分类，指空腹血糖值低于 126mg/dl，75g OGTT 2h 血糖值为 140~199mg/dl。

图Ⅲ-1-17 空腹血糖值及 75gOGTT 测定方法的选择
临界型既不属于糖尿病型也不属于正常型，是 IGT 和 IFG 的交界区域

第一章 牙周治疗中口腔卫生士的职责

（二）骨质疏松症

骨质疏松症患者骨密度降低，容易受到细菌的侵袭，多见于闭经期以后的女性和高龄男性，与没有骨质疏松症的人相比，BOP（探诊出血）量大，牙周疾病的进展有加速倾向。此外，与正常下颌骨的 X 线片相比，在骨质疏松症患者的 X 线片上骨皮质不易分辨 [2)3)]（图Ⅲ-1-18）。

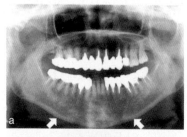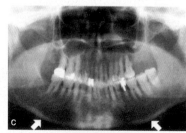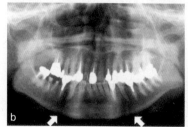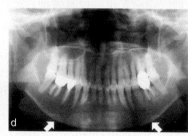

图Ⅲ-1-18　下颌骨下缘骨皮质的骨质疏松症程度分级

a. 正常（70 岁女性）；b. 1 度（71 岁女性）；c. 2 度（68 岁女性）；d. 3 度（70 岁女性）

正常下颌骨下缘骨皮质的两侧和内侧表面是光滑的（a），下颌骨下缘骨皮质开始疏松。骨皮质内表面逐渐变得不规则（b），内侧周围的骨皮质内部出现线状的吸收（c）。另外，骨质疏松发展到重度就会渗透到整个骨皮质，出现高度线状的吸收和骨皮质的断裂（d）。（写真は愛知学院大学短期大学部　稲垣幸司先生のご厚意による）

曲面断层上观察颏孔下部的下颌骨骨皮质的情况，对骨的问题有不明确或有疑问的患者，建议去综合医院检查。骨质疏松症的主要原因是雌激素不足，雌激素不足激活破骨细胞，使骨密度下降。闭经后的女性骨密度下降更快，对牙周病的进展产生影响，需要特别注意。老年人由于甲状腺素的增加，氢化维生素 D 有降低的倾向，容易引起骨吸收的增加和成骨的抑制。此外，钙的摄取不足、日光照射量不足、运动量不足、青年期过度减肥等均可导致骨质疏松症。口腔卫生士的指导要点是，以强壮患者身体为目的的饮食生活指导和运动疗法。同时，骨质疏松症患者有正在使用破骨细胞抑制剂的双膦酸盐类药物的可能，需要与其主治医生咨询，慎重对待。

1. 饮食生活指导

饮食疗法是从绿色蔬菜、纳豆、鱼贝类、牛奶、大豆制品等食物中大量摄取钙及维生素 D、维生素 K 等能够增加骨密度的营养物质，其目的是强健骨骼，如果蛋白质摄入量少的话，会使骨密度降低，所以饮食量少的老年人，饮食指导上应注意保持营养和卡路里的平衡。大豆异黄酮的化学结构与雌激素相似，特别是雌激素不足的情况下大豆异黄酮可以起到替代作用，所以要注意指导大豆制品的摄入。另外，磷和食物纤维等会阻碍钙的吸收，因此摄取富含这些物质的食品时，必须大量摄取钙。

2. 运动疗法

运动不足是造成骨密度下降的主要原因，骨骼中需要积蓄钙，建议通过运动增加体重及骨的负荷。在日常生活中也可以进行，推荐上下楼梯和

30min 左右的散步兼做日光浴等,通过日光浴在体内生成维生素 D 可以促进钙的吸收,所以为了使钙与骨结合需要适当的运动,另外运动可以锻炼腰腿的肌肉和平衡能力,但要作好护理防范,预防跌倒。

笔记:BMI

BMI 指的是肥胖指数,用身高和体重计算出来的数值来表示。根据日本肥胖学会的判定标准,数据统计显示 BMI 等于 22 时为标准体型,此级最不容易患病,BMI 在 25 以上为肥胖。肥胖分为 4 个等级。BMI 在 35 以上定为高度肥胖,被定位为诊断和治疗的对象。

计算公式

$$BMI = 体重(kg) \div \{身高(m) \times 身高(m)\}$$

肥胖度的判定标准

低体重(瘦)

BMI 低于 18.5

标准体重

大于 18.5,小于 25

肥胖(1 度)

大于 25,小于 30

肥胖(2 度)

大于 30,小于 35

肥胖(3 度)

大于 35,小于 40

肥胖(4 度)

大于 40

(三)其他全身状态的指导

1. 肥胖(代谢综合征)

与牙周病相同,代谢综合征是由饮食、运动、压力、吸烟等生活习惯引起的。有报告指出,BMI 指数、身体脂肪率、腰臀围比例越高,牙周袋就越深[4]。代谢综合征会对牙周病产生不良影响,其结果还会导致动脉硬化症的发生、发展[5],引起脑血管疾病和缺血性心脏病。口腔卫生士在指导改善生活习惯的同时,要控制好牙周病,减少对重症疾病的影响。

2. 循环系统疾病(心脏病、脑血管疾病)

由于牙周病的进展,越来越多的牙周病原菌被运送到血液中附着在血管内皮上,形成斑块,进而导致粥样硬化和动脉壁肥厚等疾病[6]。又由于粥样硬化、动脉壁肥厚等原因造成动脉狭窄,进而引起心脏疾病和脑血管疾病等。因为牙周病患者更易罹患动脉硬化。所以口腔卫生士应尽早去除口腔内的牙周病原菌,减少细菌数量。口腔卫生士的介入,对于制订口腔卫生治疗计划十分重要。

3. 高血压症

服用钙拮抗剂等降压药可以导致牙龈硬化且肿胀增生。另外,有一

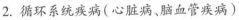

笔记:粥样硬化
动脉内壁形成的粥状块。动脉内脂肪堆积,细胞和脂肪聚集成块,造成动脉内壁狭窄。

些降压药的副作用会引起口干,这样菌斑就容易附着,导致牙龈肿胀更严重。这种情况一般会转移到综合医院处理,当然通过调整用药、牙周基础治疗和菌斑的控制也可能使病情得到改善(图Ⅲ-1-19)。因此,口腔卫生士必须加深药理知识,确认用药,根据情况向主治医生提出变更用药的申请。

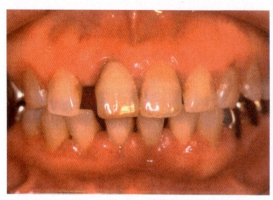
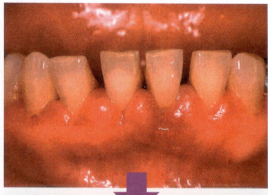
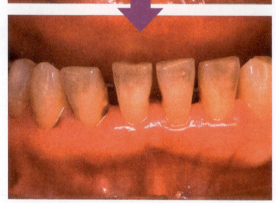

图Ⅲ-1-19 高血压症

由钙拮抗剂引起的药物性牙龈增生
57岁女性,50岁患高血压症,服用硝基丁(钙拮抗剂),同时牙龈增生,经过口腔卫生指导和反复的牙周洁治、刮治术都没有得到改善,因此来院就诊。主治医师怀疑是药物性牙龈增生症,确认后将患者转到相关科室。此后,早期的牙龈增生得到一定改善,进行常规洁治术和刮治术。(写真は愛知学院大学短期大学部　稲垣幸司先生のご厚意によゐ)

4. 早产、低体重儿的出生

报告指出,孕妇患牙周病时,生育早产、低体重儿的概率也会提高,口腔卫生士要指导孕妇了解口腔卫生的重要性,并提供有关孕妇和新生儿的相关口腔卫生知识,提高孕妇理解预防儿童龋病和牙周病的意识。

三、生活习惯的指导

(一)与吸烟相关的牙周炎的指导

吸烟不但会给吸烟者自身的健康带来危害,而且吸烟者周围的人也因被动吸烟而使健康受损,尤其是被动吸烟的婴幼儿和孕妇,进而由孕妇影响到胎儿(图Ⅲ-1-20,图Ⅲ-1-21)[7]。禁烟指南[8]中将吸烟行为定义为「由尼古丁依赖症和关联疾病构成的吸烟病」,所以吸烟行为本来就是疾病。同时吸烟作为牙周病的风险因素则显示了很强的相关性,被归类为吸烟相关牙周病[9],有报告称,戒烟可改善牙周病症状。口腔卫生士应坚持为所有吸烟患者进行戒烟治疗,提供戒烟援助也是必要的。

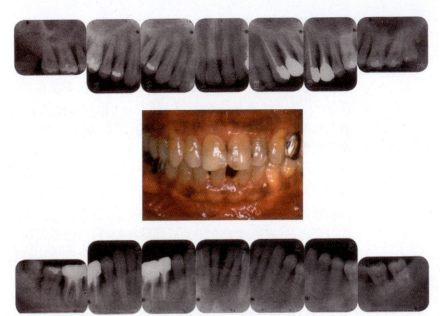

图Ⅲ-1-20　吸烟和牙周病相关
（写真提供は愛知学院大学短期大学部　稲垣幸司先生のご厚意による）

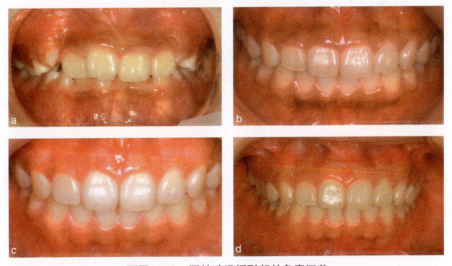

图Ⅲ-1-21　因被动吸烟引起的色素沉着

10岁小女孩,为改善牙齿排列不齐来到医院(a)。可见其牙龈黑色素沉着,怀疑是父亲吸烟导致小女孩被动吸烟引起(1992年5月)。经过矫正治疗后,牙龈的形态异常得到改善(23岁,2005年3月,(b))。为去除疑似由被动吸烟引起的牙龈黑色素沉着,进行牙龈整形术。病理切片可见上皮的错角化以及基底细胞层黑色素过度沉着。手术1个月后的口内照片(c)可见黑色素消失,生理的牙龈形态开始形成。术后一年左右的口内照片可见生理的牙周组织得以维持(d)。(写真提供は愛知学院大学短期大学部　稲垣幸司先生のご厚意によゐ)

　　吸烟时产生的热量等物理刺激和尼古丁等有害物质的化学刺激,引起牙龈的血流不足和牙龈组织的纤维化(角化),推迟了牙周病的发病时间和自觉症状的出现,使治疗延迟,造成牙周疾病的恶化。同时尼古丁等有害物质的化学刺激可增强毛细血管的收缩作用,有报告显示,牙龈探诊时吸烟者比非吸烟者的出血量少,且颜色浅[10]。

口腔卫生士在戒烟援助之初要确认吸烟者的吸烟经历、吸烟对于口腔状态的影响以及戒烟的阶段(表Ⅲ-1-4),为了实现对于所有吸烟者更有效的戒烟援助,应该参考 5A 研究(AHRQ 美国保健福祉部下属机构)的禁烟指导[8)11)]教程(表Ⅲ-1-5)。第一步 Ask(询问),是否有吸烟史?然后再问本人及家族成员吸烟相关的情况。第二步 Advice(建议),发放禁烟宣传册及反复建议。第三步 Assess(评估),评估戒烟者的心理状态,把戒烟者的心理过程分成 5 个阶段[12)],观察戒烟者是否有强烈的戒烟欲望,判断戒烟者目前的心理阶段。第四步 Assist(帮助),根据各个阶段的特点有针对性地进行劝导,给予戒烟者能够持续戒烟的自信。对戒烟无兴趣阶段,要确认吸烟者的想法,启发吸烟者意识到戒烟的益处,再向患者提供大量戒烟相关的信息,使其接受戒烟行为。另外,对戒烟感兴趣阶段应该使其建立强烈的自信心。在准备期写下戒烟目标,帮助患者强化戒烟意识。戒烟进行期,应该多给予鼓励,避免半途而废,可通过刷牙来分散注意力。戒烟过程中,推荐使用不同的牙膏来调节戒烟者的心情,食用无糖或者木糖醇的口香糖以及创造易于戒烟的周边环境。第五步 Arrange(后续安排),鼓励患者多刷牙、多喝水、多运动以维持这种戒烟的状态。

表Ⅲ-1-4　行为分级与指导要点

	状态	口腔卫生士的指导要点
无兴趣期	对戒烟完全不感兴趣	<ul><li>确认患者是否有戒烟的决心</li><li>让患者理解和接受吸烟对牙周疾病的恶劣影响,让其意识到戒烟的益处,反省吸烟带来的危害</li><li>对烟和尼古丁依赖性的评价</li></ul>
感兴趣期	对戒烟有点兴趣,但没想付诸行动	<ul><li>目标是让戒烟的自信心更加强烈</li><li>说明被动吸烟的危害,强调戒烟关系到保护家人的健康</li></ul>
准备期	打算在今后的 1 个月内戒烟	<ul><li>一起思考戒烟的具体目标</li><li>向家庭或公司表明决心,制作戒烟宣言书</li><li>决定戒烟开始日期</li></ul>
实行期	从戒烟开始 6 个月以内	<ul><li>为了克服戒断症状,把调换牙膏种类作为转化心情的方式</li><li>嘴巴寂寞时,咀嚼含有木糖醇的口香糖</li></ul>
维持期	从戒烟开始 6 个月以上	<ul><li>给予与戒烟期同样的指导</li><li>为了维持成果,防止再犯烟瘾,应给予鼓励、增加勇气</li><li>动摇的时候强调戒烟的好处,让其有信心继续戒烟</li></ul>

步骤	所实施的方法策略
第一步：询问 Ask （医务人员利用每次问诊的机会尽可能识别每位吸烟者）	• 医务人员须利用每次问诊的机会，询问并记录所有与患者吸烟相关的问题，建立医疗机构的问询系统 • 在血压、脉搏、体温和体重等生命体征栏里添加吸烟项目（选择现在吸烟、过去吸烟还是从不吸烟），或者把所有病历都贴上表示吸烟状况的标签
第二步：建议 Advice （明确、强烈、针对性地劝告所有的吸烟者）	• 明确劝告：「对你来说，现在戒烟很重要，我可以帮助你」「生病的时候才减少吸烟量是不够的」 • 强调劝告：「作为您的主治医生，希望您知道戒烟对于保护您的健康非常重要，我和其他工作人员都会帮助您」 • 针对性劝告：将吸烟与当前的健康 / 疾病、社会 / 个人的经济负担的减轻、对儿童和家庭的影响等联系起来
第三步：评估 Assess （评估每位吸烟者的戒烟意愿）	• 询问吸烟者现在是否想戒烟（30 天以内），如果想，将提供戒烟支援；如果不想，就激励患者产生戒烟的想法
第四步：帮助（患者的戒烟支援） ◎患者戒烟计划的支援	• 设定戒烟开始日（2 周以内为宜） • 向家人、朋友、同事谈戒烟，求得理解和帮助 • 事先预测戒烟时的问题点（尤其是戒烟后的前几周），包括戒断症状 • 戒烟时要主动处理身边的烟草产品，避免长时间待在单位、家庭、公交车站等过去吸烟的场所
◎进行咨询（解决复吸的问题）	• 果断戒烟很重要：戒烟开始后一支烟都不能吸 • 过去的戒烟经历：回顾过去戒烟的经历，从中找出哪些是对自己有帮助的，哪些是导致复吸的原因，以便在这次戒烟过程中吸取经验教训 • 酒精：酒精是导致复吸的重要原因，所以患者在戒烟的时候应该节制饮酒或戒酒 • 家庭内吸烟者：家庭内一旦有吸烟者，戒烟就很难进行，要么劝他们一起戒烟，要么禁止吸烟者和自己待在一起
◎诊疗活动中提供社会支持	• 医务人员随时可以提供帮助
◎取得除医务人员以外的支援	• 向配偶 / 伴侣、朋友、同事取得戒烟行为的社会支援
◎推荐使用的药物疗法	• 建议使用效果明显的药物疗法，并说明这些药物如何提高戒烟的成功率、缓解症状 • 首选的药物是尼古丁替代疗法药以及盐酸安非他酮缓释片（日本未认可）
◎提供戒烟的配合教材	• 从政府机关和非盈利团体等发行的戒烟书籍中选择适合患者特点的书籍

第一章　牙周治疗中口腔卫生士的职责

步骤	所实施的方法策略
第五步：后续安排 Arrange（随访）	● 时机：第一次随访应在戒烟后 1 周内进行，第二次最好在 1 个月内。制订后期的随访计划 ● 后续复诊的内容：祝贺戒烟成功；如果有复吸的情况，调查原因后，再次进行戒烟劝告和帮助，把失败看做是向成功学习的机会，预测今后可能会发生的问题 ● 评价药物疗法的使用和问题，进一步介绍强效药物

文献 8 より引用改变（原典は日本糖尿病学会：糖尿病治療ガイド 2014-2015，文光堂，2014.）

（二）对精神因素的指导

过度紧张会减弱免疫反应，使牙周病病情恶化，通过问诊和沟通了解患者紧张的原因，耐心倾听患者的诉说，并且指导患者适当的做一些运动和更换牙膏等行为。根据情况做性格诊断和心理咨询。

四、对老年人的指导

"8020" 的普及使得老年人的剩余牙齿数量增加[13]，但随着平均寿命的延长，患有疾病和身体障碍的老年人越来越多，由于免疫力低下而感染的老年人也在增加。口腔是一个存在着很多细菌的环境，有时会成为感染源。上了年纪以后，身体功能低下导致口腔环境恶化，进而可能导致全身系统疾病。例如，唾液量的减少引起口腔干燥，舌头的运动功能降低，口腔内的自洁作用变差，进而导致菌斑的堆积，成为细菌的繁殖环境。另外，刷牙时间短、刷牙困难以及容易患牙周病的口腔环境都为细菌大量繁殖提供了条件。作为口腔卫生士，有必要了解老年人口腔内的变化和高发的全身疾病的知识。

1. 吸入性肺炎

吸入性肺炎常发生在不能自理或口腔功能低下的老年人中，由于食物和液体被意外吸入下呼吸道，导致吸入性肺炎。无自理能力的人和老年人清洁管理口腔的能力较低，导致口腔内含有很多的牙周病原菌，这些病原菌与唾液等一起吸入肺内导致感染和炎症。老年人和脑血管疾病的患者经常发生吸入性肺炎，口腔卫生士不仅要经常观察口腔的清洁度和摄食吞咽功能，还要关注全身状态。并且定期进行专业的口腔护理十分重要。另外，还需要对口腔功能低下的患者进行评估和功能训练等。

2. 菌血症

所谓菌血症是指身体某处有细菌感染灶，细菌不断从病灶流入到血液中的状态。常发生在身体的抵抗力弱，而细菌毒性强的情况下。有报道称，菌血症可以通过开放式血液处理引起，例如洁治术、刮治术以及每日刷牙，所以维持良好的口腔卫生环境是必要的[14]。

五、关于指导效果的评价

牙周病和生活习惯病密切相关,对患者指导的范围不仅局限于口腔内的现状,全身状态和生活方面的评估也很重要,最好使用数字进行客观的评估。口腔卫生士进行牙周病检查、唾液检查、口腔环境和口腔清洁度等检查,并且要通过问诊从生活环境、口腔环境、饮食生活习惯等方面把握问题所在,从而制订口腔卫生计划及实施口腔卫生干预。

小知识:

主观状态的客观评价

客观评价生活中心情和意识的变化、行动的变化等主观状态,通常使用评价疼痛的VAS法(视觉模拟量表)。

VAS法是在纸上画10cm左右的直线,两边分别表示"不疼痛"和"疼痛最明显"。患者将自己感觉到的疼痛程度在线上标记出来。从"不疼痛"一端到标记点的距离进行测量,0~10之间进行100等分,为了不带来先入为主的影响,线上不进行数字和分割符号的标记。虽然评价方法很简单,但显而易见,易于理解,与其他测定结果的相关性也高。应用这个方法,可以对患者特有的症状,比如说「是、不是」或「强烈、不强烈」等进行评价。比如说设定「在意口臭」的项目时,线的两端分别表示「十分在意口臭、不在意口臭」,初诊时是10cm的位置,维护治疗时是1cm的位置,评价「在意口臭」的主观感觉从10分到1分,说明得到了改善。

(张立超　译,黄燃丽　审校)

第四节　洁治、龈下刮治和根面平整

彻底的菌斑控制可以消除牙龈的炎症。通过SRP可以有效清除龈上、龈下的菌斑及附着物,进而达到以下目的:

①清除牙面上可引起牙龈炎症的刺激因素,如菌斑、牙石、毒素等。

②形成光滑、坚硬且清洁的根面,抑制菌斑的再次形成。

一、牙周基础治疗前的观察

根据患者情况进行牙周基础治疗是非常重要的。在准确评估患者口腔卫生状况,口内牙石附着情况、牙周组织状态以及牙齿形态后,采取相应的治疗方案。

(一)牙龈的外观

通过观察牙龈的颜色、形态以及炎症程度、范围来了解牙龈的状况。牙龈炎症始发于龈乳头,应仔细观察龈乳头是否有水肿的情况。在进行牙周基础治疗之前,让患者亲眼看到自己炎症的牙龈,有助于患者积极参与治疗,提高依从性。

（二）牙周疾病的状态

使用探针进行探诊,获取牙周袋形态、软组织硬度、牙龈的炎症、质地、形态以及根面的状态等信息。

1. 牙周袋深度、形态

应根据牙周袋深度、形态,确定洁治器放入牙周袋内的深度。若洁治器未放至牙周袋底,牙周基础治疗结束后会造成炎症残留。但过度的牙周基础治疗也会损伤牙周袋底的组织。

2. 软组织硬度和牙龈的炎症

牙周探针探入时,结缔组织对探诊的阻力可以代表牙龈的水肿状态。牙龈纤维性水肿时,探诊有阻力;但水肿性水肿时,牙周探针会很顺畅地探入牙周袋底。

探诊出血时,说明牙周袋底存在炎症,牙周基础治疗时不可忽视这些部位。

3. 根面状态

根据根面附着的牙石量、根面粗糙感判断是否有必要进行牙周基础治疗。

（三）附着丧失

不同于以龈缘为基准的牙周袋深度,以 CEJ 为基准的附着丧失是对牙周基础治疗后附着增加的评估基准。因此,治疗前有必要进行附着丧失的检查。

（四）CEJ 弯曲与牙根形态

在掌握牙齿解剖结构的基础上进行牙周基础治疗是非常重要的。在未理解 CEJ 以及牙根部的形态情况下是不能进行龈下操作的。

CEJ 的形态不是一条直线,不同名的牙齿有其特殊的弯曲度。唇颊面与舌腭面向根尖侧凸出弯曲,近远中面向牙冠侧凸出弯曲。前牙弯曲较为显著,后牙不太明显(图Ⅲ-1-22)。此外,近中面的弯曲度比远中面更加明显。

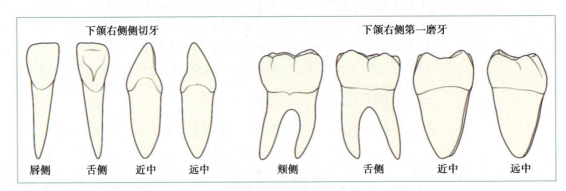

下颌右侧侧切牙				下颌右侧第一磨牙			
唇侧	舌侧	近中	远中	颊侧	舌侧	近中	远中

图Ⅲ-1-22　CEJ 的弯曲

前牙弯曲较为显著,后牙不太明显

牙根的形态比牙冠的形态更为复杂,近中面、远中面也存在凹形弯曲。此外,多根牙的根分叉形态也比较复杂。

二、SRP 的注意事项

SRP 过程中,应及时吸走治疗部位的血液及唾液。使用未磨锐的洁治器进行 SRP 时,由于用力过大可能诱发术中疼痛、术后牙齿敏感的发生。此外,应注意避免因根面过度清除而造成的牙齿敏感、根面龋坏。在治疗装有修复体的牙齿时,应注意治疗手法,防止损坏修复体边缘。SRP 过程中应使用探针、牙周探针、洁治器对牙齿根面状态进行确认,结束治疗时需确认牙周袋内无附着物残留。

SRP 时,不仅要观察患者口内状况,也要密切观察患者表情、状态和治疗的反应。

三、SRP 的治疗分期

(一)牙周基础治疗

进行牙周基础治疗不是以术者为主导,而是在患者进行有效的自我菌斑控制的前提下进行的治疗方法。如患者治疗前菌斑控制不彻底,进行 SRP 时炎症很难消退,术中出血较多,导致术野不清晰。因此在 SRP 前应告知患者日常口腔卫生维护对治疗的重要性。

SRP 可分为多次完成。提前向患者说明治疗部位的顺序、治疗次数、治疗后的一过性牙齿敏感和牙龈退缩等问题。另外,牙周基础治疗过程中,存在器械清除不到的深袋,在这样的深袋中可能存在牙石碎屑、肉芽组织等,因此 SRP 后,需要用牙周冲洗器插入牙周袋底冲洗遗留的菌斑、牙石碎片、刮除的肉芽组织等,保证完全干净。

(二)牙周手术

以翻瓣术为代表的牙周手术,能够直视 SRP 的治疗部位,因此器械更加容易到达该部位。牙周手术时,口腔卫生士实际上并不进行 SRP,而应保持手术操作环境处于良好的状态。

(三)牙周病的维护治疗

维护治疗时,如通过牙周检查发现龈下附着菌斑、牙石,则需要进行 SRP。此时要特别注意侧向加压,需要根据清除的物质对侧向加压进行控制。

维护治疗时,虽然已经经过牙周治疗,炎症消退,牙周袋收紧,但实际上仍存在部分牙周深袋。此时,使用刃缘较大的匙型刮治器可能损伤牙周组织,应选择刃缘宽度和厚度等适合的刮治器。尽量在短时间内完成治疗,使患者感到维护治疗非常轻松。

四、SRP 的相关器械

SRP 器械分为机用器械和手用器械,根据使用目的选取适当的器械(表Ⅲ-1-6)。在此总结了 SRP 常用的洁治器及其特征。

表Ⅲ-1-6　SRP 相关器械

机用器械	● 超声洁牙机 　压电式 　磁质伸缩式
	● 声波（空气）洁治器
手用器械	● 镰刀形洁治器
	● 匙形洁治器
	● 根面锉
	● 龈下锄形洁治器
	● 凿状洁治器

（一）超声洁牙机

　　超声洁牙机是通过频率约为 2 万至 4.5 万 Hz 的振动，将牙石震碎并通过喷雾的水滴，将震碎的牙石和血污冲走，且除去生物膜（菌斑）的机械性器械。根据换能器的工作原理、工作尖的振动模式分为 25 000~50 000Hz 的压电式（piezo electric）和 18 000~45 000Hz 的磁质伸缩式（magnetostrictive）超声洁牙机（图Ⅲ-1-23）。

磁质伸缩式工作尖	压电式工作尖

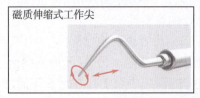
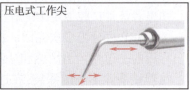

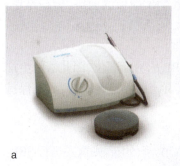
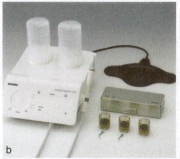
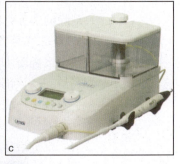

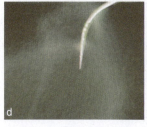
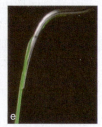

图Ⅲ-1-23　超声洁牙机

a. Cavitron Plus（磁质伸缩式）；b. ピエゾンマスター 700（译者注：日本品牌）（压电式）；c. P-MAX2（压电式）；d. 龈上洁治时，力度由弱逐渐增强；e. 龈下冲洗时（d，e 白水贸易より）

SRP 时根据超声洁牙机工作尖的特点,对发力进行调整,并结合手用洁治器一起使用。

1. 超声洁牙机的特点

①指触式(40~80g)操作(所用力量是手用洁治器的 1/10)可降低患者、术者的疲劳感。

②提高牙石清除效率,缩短治疗时间。

③存在空穴现象(真空气泡现象)。

④能够将工作尖伸入牙周袋底和根分叉部。

⑤喷出的水雾能够保持术野清晰和清洁效果。

⑥注意院内感染的预防,减少血液、唾液等感染物形成的气溶胶漂浮于空气中。

⑦戴心脏起搏器的患者禁用。

⑧用于软组织、修复体周围时应多加注意。

笔记 1

超声洁治器根据使用方法分为龈上洁治器和龈下刮治器。使用前,需调节适宜的功率和水量。龈上洁治时,增强功率,将水流调至较大水雾状。(图Ⅲ-1-23d);龈下刮治时,降低功率,水流从超声尖前端向龈缘喷出足够的水量(图Ⅲ-1-23e)。

笔记 2

心脏起搏器通过低频进行工作,使用高频振动的超声洁治器对其无不良影响的相关报告和病例,但理论上认为可能会产生影响。日本总务省要求使用超短波治疗仪、低频治疗仪、磁共振设备以及电刀时,必须告知相关人员。

(二)声波(空气)洁治器

涡轮空气机是通过压缩空气使工作尖产生 2 000~6 500Hz 的微振动力,震碎清除牙石的机械性器械。与超声洁牙机相比,其频率较小,清洁牙石的效率稍弱。SRP 时,充分利用空气洁治器工作尖的特点,结合手用洁治器一起使用(图Ⅲ-1-24)。

1. 空气洁治器的特征

①涡轮空气机的工作原理是空气压缩,无需特殊装置,使用方便。

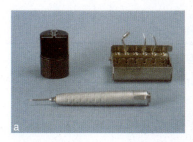
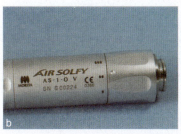
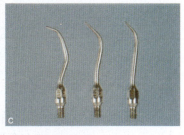

图Ⅲ-1-24 空气洁治器(全国歯科衛生士教育協議会監修:歯科予防処置論・歯科保健指導論. 医歯薬出版, 東京, 2015, 171 より)

②振动频率较低,因此不会出现仪器过热的现象,因仪器振动导致的疼痛、刺激以及对牙面的损伤也较少。

③部分工作尖可以插入牙龈下方。

④注意院内感染预防,防止血液、唾液等感染物形成的气溶胶漂浮于空气中。

(三)手用洁治器

1. 镰形洁治器

主要用于龈上结石的刮除。工作尖的顶端尖锐,磨锐的镰型与断面成三角形,刃缘(切割刃)内角成 70°~80°。

2. 匙形洁治器

刮除龈下结石、根面平整(root planing)时,分别向纵向、横向、斜向提拉、推动匙形刮治器进行使用。刃缘的顶端为圆形,侧面是一个连续的切割刃,断面为半圆形,刃缘(切割刃)内角成 70°~80°。匙形刮治器分为用于特殊部位且两侧工作刃的通用型(universal type)刮治器和只有一侧工作刃的 Gracey 刮治器。

①通用型(universal type)刮治器

以哥伦比亚型、marcel、langer 为例(图Ⅲ-1-25,图Ⅲ-1-26)。

特点:

- 颈部最下端的刃缘内面角成 90°。
- 两侧刃缘均为工作刃。
- 可用于口内所有部位。
- 从刃缘向顶端弯曲。

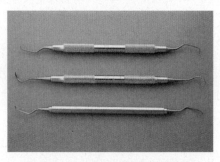

图Ⅲ-1-25 通用型刮治器的种类
从上至下分别为 langer 型、marcel 型、哥伦比亚型

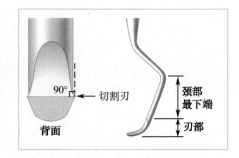

图Ⅲ-1-26 通用型刮治器颈部与柄

②Gracey 刮治器

每支刮治器有两个工作端,7 支为一组适合全部牙面,按颈部的角度将工作端分为 14 种(图Ⅲ-1-27~图Ⅲ-1-29,表Ⅲ-1-7)。

特点:

工作尖端的刃缘内面成 70° 角(工作刃)。

- 存在牙位和牙面特异性。
- 只有一侧刃缘为工作刃。

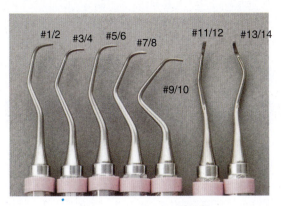

图Ⅲ-1-27　Gracey 刮治器

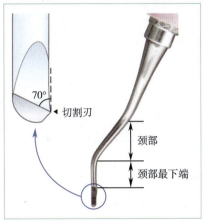

图Ⅲ-1-28　Gracey 刮治器（13#）的结构

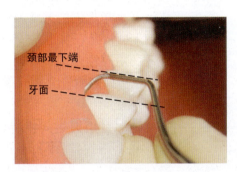

图Ⅲ-1-29　牙面与颈部最下端平行

表Ⅲ-1-7　Gracey 型刮治器的使用部位

型号	使用部位
1/2#	前牙
3/4#	前牙
5/6#	前牙、前磨牙
7/8#	磨牙颊舌侧面
9/10#	磨牙颊舌侧面
11/12#	磨牙近中面及根分叉近中面
13/14#	磨牙远中面及根分叉远中面

- 两侧刃缘不平行且弯曲。
- 随使用目的而变化。

　　在原来 7 支一组的基础上，根据颈部、刃缘的长度和宽度分为标准型、Mini Five 型和 After Five 型三种类型，根据刃缘和工作尖的宽度分为标准型、加硬型和抛光型三种类型（图Ⅲ-1-30~ 图Ⅲ-1-32）。

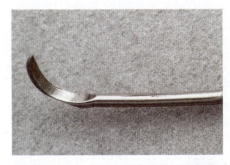

图Ⅲ-1-30　Gracey 刮治器的刃缘弯曲

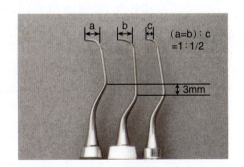

图Ⅲ-1-31　Gracey 刮治器的
颈部与刃缘的尺寸

从左侧开始依次为标准型、After Five 型、Mini Five 型

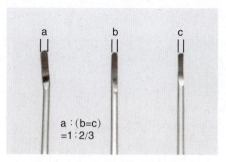

图Ⅲ-1-32 Gracey 刮治器的刃缘宽度
从左侧开始依次为标准型、After Five 型、Mini Five 型

五、手用洁治器的握持方法

镰形洁治器的顶端尖锐,为了使洁治器的顶端能够在龈沟、牙周袋内移动,在不能直视的情况下,通过握持洁治器手指指尖的感觉评估牙周基础治疗的情况。因此,提高指尖触觉神经的敏感性非常重要。握持方法对感觉传递影响较大,应采取正确的握持方法。

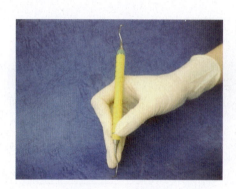

图Ⅲ-1-33 握笔式

通常采用握笔式握持洁治器,拇指和示指握持,中指不离开刮治器(图Ⅲ-1-33)。评估牙根形态的同时,集中精力通过拇指和示指指尖感觉评估根面状态。

六、手用洁治器的固定方法

通常使用无名指进行固定,与此同时也应注意中指的位置。中指和无名指与洁治器之间形成支点,转动前臂 - 腕部进行发力(图Ⅲ-1-34)。SRP 时,上述两指共同作为一个支点,通常同时运动。中指和无名指分开时,指尖感觉变得迟钝,只能靠手指进行屈伸运动,力量和可控制性减弱,术者容易疲劳,造成效率降低。

一般手指固定分为口内固定和口外固定。在口内牙面进行固定时,应尽量固定于操作部位附近。但在治疗后磨牙时,口内固定比较困难,此时采用口外固定。

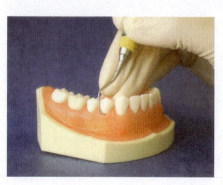

图Ⅲ-1-34 支点

（一）口内固定

分为以下四种：

①固定于操作部位附近的牙面（图Ⅲ-1-35）。

②固定于同颌对侧牙列（图Ⅲ-1-36）。

③固定于对颌牙列（图Ⅲ-1-37）：例如治疗上颌牙齿时固定于下颌牙列。

④固定于其他手指上（图Ⅲ-1-38）：固定于非握持手的示指或拇指上。

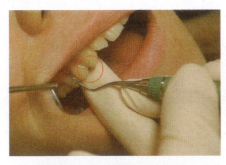

图Ⅲ-1-35　固定于操作部位
附近的牙列

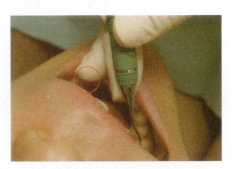

图Ⅲ-1-36　固定于同颌
对侧牙列

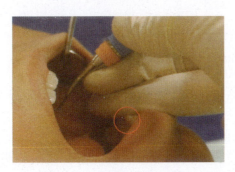

图Ⅲ-1-37　固定于对颌牙列

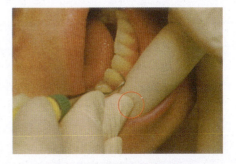

图Ⅲ-1-38　固定于其他手指上

（二）口外固定

分为以下两种：

①手掌向上（图Ⅲ-1-39）：手掌向上，中指和无名指的指背固定于患者右侧下颌侧面的皮肤上。

②手掌向下（图Ⅲ-1-40）：手掌向下，中指和无名指的指腹固定于患者左侧下颌侧面的皮肤上。

（三）保持固定

同颌对侧牙列固定法、口外固定法的支点和洁治器刃缘的距离较大时，其稳定性较差，很难准确地控制和加压。此时非握持手的示指或拇指放在洁治器颈部、柄部附近，控制洁治器的压力和方向，即称为保持固定（图Ⅲ-1-41）。保持固定时无法握持口镜，因此应确保术野清晰。

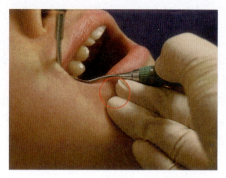

图Ⅲ-1-39　手掌向上的口外固定

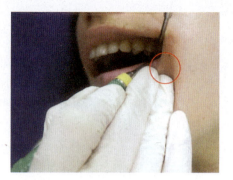

图Ⅲ-1-40　手掌向下的口外固定

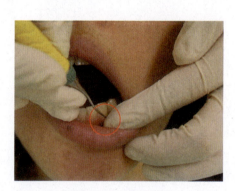

图Ⅲ-1-41　保持固定

七、Gracey 刮治器的使用基本原则

机用器械和手用器械并用进行 SRP 时,通常使用 Gracey 刮治器进行龈下(根面)刮治。以下为 Gracey 刮治器的基本操作。

(一)刃缘的插入角度和操作角度

使用 Gracey 刮治器时,想要更好地插入和操作刃缘,使切割刃贴合牙面非常重要。

①确定固定点,使切割刃轻轻贴合牙面。固定的位置必须符合操作角度,适合手臂 - 腕部运动。

②以固定点为中心将颈部最下端向牙齿方向倾斜,刃缘内面与牙面成 0°。

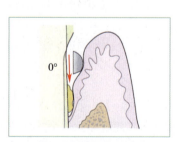

图Ⅲ-1-42　牙周袋内的
插入角度

③沿着牙面插入牙周袋底(图Ⅲ-1-42)。当感到刮治阻力较大且较硬时,说明存在牙石,此时刃缘应稍离开牙面,从牙石上通过。

④以固定点为中心,将颈部最下端与牙面形成的夹角作为刃缘的内面与牙面夹角为参照进行刮治(图Ⅲ-1-43)。

⑤将刃缘顶端的 1/3 与牙面贴合,进行移动(图Ⅲ-1-44)。

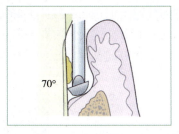

图Ⅲ-1-43 牙周袋内的
操作角度

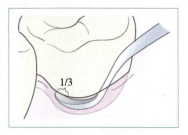

图Ⅲ-1-44 切割刃与牙面贴合
切割刃尖端的 1/3 贴合牙面

刃缘内面与牙面的适宜操作角度为颈部最下端与牙面成 70°。操作角度大于 90°时,刮治器会进入牙骨质、牙龈组织内,损伤牙周组织（图Ⅲ-1-45）。若操作角度小于 45°时,SRP 效果较差,只能清除牙石表面的污垢,造成牙面光滑的假象,造成牙石的残留。

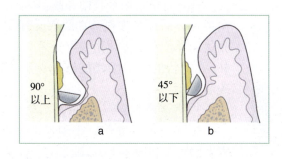

图Ⅲ-1-45 SRP 的错误操作角度
a. 操作角度大于 90°时,会损伤牙龈和牙齿表面;b. 操作角度小于 45°时,清洁效果不佳

（二）基本操作

根据牙石、菌斑附着状况和操作的目的,结合操作的侧向压力、刮治手法的力度、方向进行组合操作。

1. 侧向压力

侧向压力是指器械接触牙面时的压力,根据操作目的适当调整侧向压力。大量牙石附着牙面时,侧向压力由中度逐步加强,随着牙石的清除,洁治、刮治和根面平整过程中的侧向压力可逐渐减弱。此外,在通过侧向压力了解牙石和根面状况时,轻轻接触牙面即可,不再加压。

过度清除牙骨质等会导致根面损伤,进而造成 SRP 后牙齿敏感。另一方面,侧向压力较弱时,牙石表面变得光滑。因此,根据操作目的,熟练地调整侧向压力是非常重要的。

2. 手法

是指不间断的操作器械的动作。

刮治过程中采用较短的手法操作,在牙石下方侧向加压,并一次性快速地刮除牙石。根面平整和菌斑清除时,均等且较弱地进行侧方加压。此外,刃缘不能超过牙龈边缘,若刃缘脱离牙周袋,需要再次插入,会降低工作效率。

用于 SRP 的操作分为以下三种:

①垂直向：沿着牙轴向牙冠方向进行（图Ⅲ-1-46）。
②倾斜向：沿着牙轴的斜侧方向进行（图Ⅲ-1-47）。
③水平向：沿着牙轴的垂直方向使用较短的手法操作（图Ⅲ-1-48）。

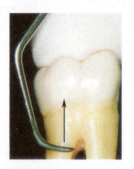

图Ⅲ-1-46　垂直向手法

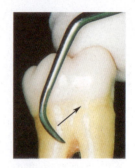

图Ⅲ-1-47　倾斜向手法

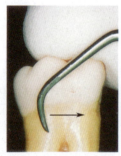

图Ⅲ-1-48　水平向手法

SRP 时常采用垂直向和倾斜向。刃缘的前端转向根尖方向可能损伤牙周袋底，因此在刮治器不易到达的部位和修复体边缘附近才会采用水平向。另外，叠瓦状的刮治手法能够确保清洁彻底，无污垢残留。

3. 术者的姿势和位置

应减少术者操作时手腕部的负担。从侧面看术者的耳朵在肩正上方，脖子与脊柱处于一条直线。座椅的高度调节至双脚着地，膝盖弯曲垂直于地面的状态，然后椅背调节至肘部弯曲 90° 角度，前腕与地面自然平行状态，手腕伸直时处于患者口腔附近。

术者在患者后侧、侧面、前侧治疗时分别位于 11 点 ~1 点、9 点和 8 点的位置（图Ⅲ-1-49）。SRP 的洁治操作过程依赖于指间触觉的敏感性，保证术者处于安全且节力的位置进行治疗，并适当旋转患者的头部。

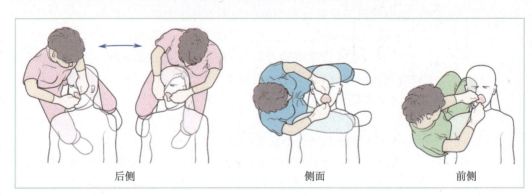

后侧　　　　　　　侧面　　　　　　　前侧

图Ⅲ-1-49　术者的位置

4. 下颌前牙的操作（图Ⅲ-1-50）

①刮治器：5/6#
②固定点：4 指固定（固定于患牙或右侧邻牙）

后侧	唇侧：3—1 近中，1—3 远中
	舌侧：3+3 近远中
前侧	唇侧：3—1 远中，1—3 近中

术者的位置按
颜色进行区分

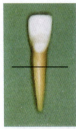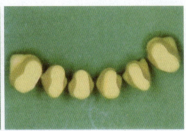

距离牙颈部 4mm 处的根尖部的牙根断面

牙根形态特点

下前牙的近远中径较短，唇舌径较长。在近远中拐角处，为防止刃缘前端脱离牙齿表面，用拇指指腹将刮治器沿着弯曲处向邻面方向旋转，刃缘与牙面保持平行。因远中面存在凹陷，刮治器稍微倾斜，就会贴到前端的切割刃，此时应注意不要有污垢残留。

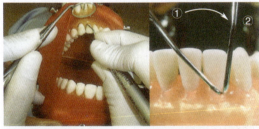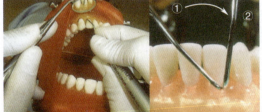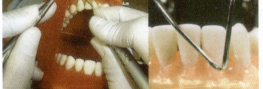

操作方法

将刮治器按照①的角度插入牙周袋内，按②的方向进行操作。

牙齿的远、近中面均从牙周袋底部向切缘方向，垂直向操作。

牙齿唇舌侧中央则垂直向或倾斜向进行操作。

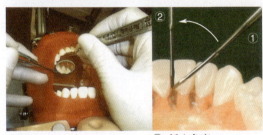

①：插入角度
②：操作角度

图Ⅲ-1-50　下颌前牙的 SRP

5. 上颌前牙的操作（图Ⅲ-1-51）

①刮治器：5/6#

②固定点：4 指固定（固定于患牙或右侧邻牙）

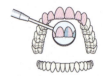

后侧	唇侧：3—1 远中，1—3 近中 舌侧：3—1 近中，1—3 远中
后侧 （近 11 点的方向）	舌侧：1—3 近中，3—1 远中 唇侧：3—1 近中，1—3 远中

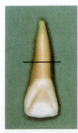
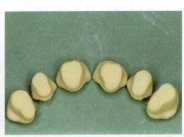

牙根形态特点

上颌前牙唇侧的近远中径比下颌宽。近远中拐角处向舌侧缩窄成三角形，舌侧的近远中径较短，弯度较大。在拐角处，为防止刃缘前端脱离牙齿表面，用拇指指腹将刮治器沿着弯曲处向邻面方向旋转，刃缘与牙面保持平行。因 11、21 的近中面和 13、23 的远中面存在凹陷，刮治器稍微倾斜，就会贴到前端的切割刃，此时应注意不要有污垢残留。

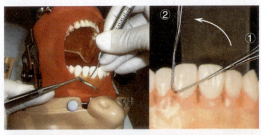

操作方法

牙齿的远、近中面均从牙周袋底部向切缘方向，垂直向操作。

刮治牙齿唇舌侧中央时，垂直向或倾斜向进行操作。

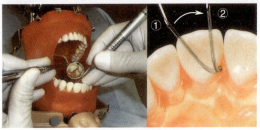

图Ⅲ-1-51　上颌前牙的 SRP

6. 下颌右侧磨牙的操作（图Ⅲ-1-52）

①刮治器：远中 13/14#；颊舌侧中央 7/8#；近中 11/12#

②固定点：4 指固定（患牙或患牙前方的第 1、2 个牙齿）

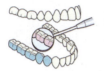

侧面颊侧	颊侧
后面舌侧 （近 1 点的方向）	舌侧

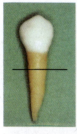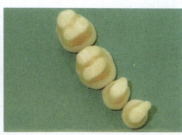

牙根形态特点

与前牙相比，44、45 的形态更圆。
46、47 的近远中径比颊舌径长。分为一
个近中根和一个远中根，近中邻面存在凹
陷。颊舌侧中央的根分叉部位也存在凹
陷，46 颊侧的根柱较短，47、48 逐渐递增。

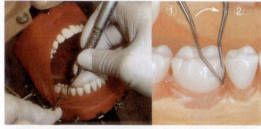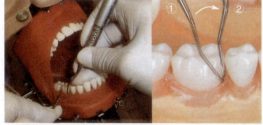

操作方法

刮治器插入下颌磨牙近中部时，角度很难
低至 0°，因此刮治器的前端应贴合拐角
处的牙颈部（①），向邻面方向旋转的同
时插入牙周袋内。
刮治远中面时，沿着牙轴垂直向进行
刮治颊舌侧中央时，从牙周袋底倾斜向或
水平向进行
远中根近中面的颊、舌侧分别使用 11#、
12# 刮治器，近中根远中面的颊、舌侧分
别使用 14#、13# 刮治器沿着垂直向及倾
斜向进行治疗。
近中面则沿着垂直向或倾斜向进行操作。

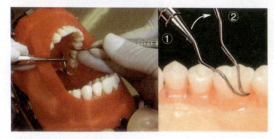

①插入角度　②操作角度

图Ⅲ-1-52　下颌右侧磨牙的 SRP

7. 下颌左侧磨牙的操作（图Ⅲ-1-53）

①刮治器：远中 13/14#；颊舌侧中央 7/8#；近中 11/12#

②固定点：4 指固定（固定于患牙或患牙前方的第 1、2 个牙齿）

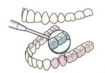

| 后侧颊侧
（近 10 点的方向） | 颊侧 |
| 侧面舌侧 | 舌侧 |

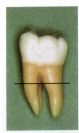 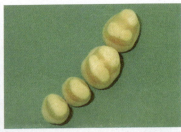

牙根形态特点

与前牙相比，34、35 的形态更圆。

36、37 的近远中径比颊舌侧径长。分为一个近中根和一个远中根，近中邻面存在凹陷。颊舌侧中央的根分叉部位也存在凹陷，36 颊侧的根柱较短，37、38 逐渐递增。

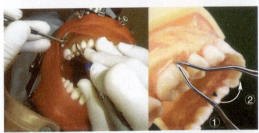
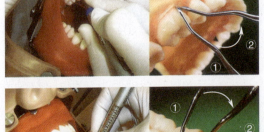
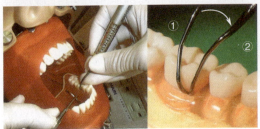

操作方法

刮治远中面时，沿着牙轴垂直向进行操作。

刮治颊舌侧中央时，从牙周袋底倾斜向或水平向进行操作。

远中根近中面的颊、舌侧分别使用 12#、11# 刮治器，近中根远中面的颊、舌侧分别使用 13#、14# 刮治器沿着垂直向及倾斜向进行治疗。

近中面则沿着垂直向或邻面的倾斜向进行操作。

图Ⅲ-1-53　下颌左侧磨牙的 SRP

8. 上颌右侧磨牙的操作（图Ⅲ-1-54）

①刮治器：远中 13/14#；颊舌侧中央 7/8#；近中 11/12#

②固定点：4 指固定（固定于患牙或患牙前方的第 1、2 个牙齿）

③其他固定点：固定于对颌牙列（治疗颊侧时），保持固定（治疗腭侧时）

| 前侧颊侧 | 颊侧 |
| 后侧腭侧（近 1 点的方向） | 舌侧 |

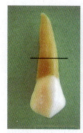
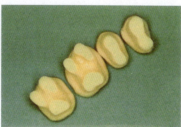

牙根形态特点

14、15 近远中径较短，颊腭径较长，呈椭圆形。14 共有两个牙根，颊腭侧各一根。14 近中面和 15 远中面有凹陷。

16、17 均有三个牙根，颊侧两根，腭侧一根。颊侧两个牙根中，近中根的颊腭径较长。颊侧中央、远中面、近中面均存在根分叉。两侧邻面的根分叉偏向腭侧。腭侧牙根的近远中径较长，中央处有凹陷。

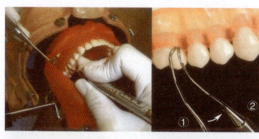
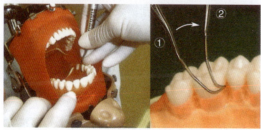

操作方法

刮治近中面时，器械很难以 0° 的角度放入牙周袋内，参照下颌磨牙的方法进行操作。

沿着牙轴垂直向进行。

刮治颊腭侧中央时，从牙周袋底倾斜向或水平向进行。

颊侧远中根的近中面、近中根的远中面分别使用 12#、13# 刮治器，沿着垂直向及倾斜向进行治疗。

刮治近中面时，沿着垂直向或邻面倾斜向进行操作，刮治 16、17 的邻面根分叉处时，则沿着垂直向和倾斜向进行操作。

图Ⅲ-1-54　上颌右侧磨牙的 SRP

9. 上颌左侧磨牙的操作（图Ⅲ-1-55）

①刮治器：远中 13/14#；颊舌侧中央 7/8#；近中 11/12#

②固定点：4 指固定（固定于患牙或患牙前方的第 1、2 个牙齿）

③其他固定点：固定于对颌牙列（治疗颊侧时），保持固定（治疗腭侧时）

后侧	颊侧
（近 11 点的方向颊侧）	
侧面腭侧	腭侧

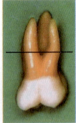
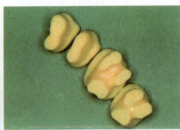

牙根形态特点

24、25 近远中径较短，颊舌径较长，呈椭圆形。24 共有两个牙根，颊舌侧各一根。24 近中面和 25 远中面有凹陷。

26、27 均有三个牙根，颊侧两根，腭侧一根。颊侧两个牙根中，近中根的颊腭径较长。颊侧中央、远中面、近中面均存在根分叉。两侧邻面的根分叉偏向腭侧。腭侧牙根的近远中径较长，中央处有凹陷。

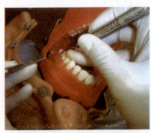
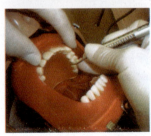

操作方法

刮治远中面时，沿着牙轴垂直向进行。

刮治颊腭侧中央时，从牙周袋底倾斜向或水平向进行。

颊侧远中根的近中面、近中根的远中面分别使用 11#、14# 刮治器，沿着垂直向及倾斜向进行治疗。

刮治近中面时，沿着垂直向或邻面倾斜向进行操作，刮治 26，27 的邻面根分叉处时，则沿着垂直向和倾斜向进行操作。

图Ⅲ-1-55　上颌左侧磨牙的 SRP

八、SRP 后的再评估与处置

(一)触诊的根面检查

SRP 后,需要用器械探查治疗效果。

1. 探针的探入方法

轻轻握持、固定探针。将探针的颈部最下端平行于牙面后,探入牙周袋底。

2. 探针的移动方法

将探针的前端贴合于牙面,一边探查牙根的解剖形态,一边反复从牙周袋底至 CEJ 沿着垂直向或倾斜向反复加压。此时的探诊触感反映了根面的形态和附着物状况。必要时,再次进行 SRP。

(二)牙面抛光

SRP 后,平整不充分容易引起根面粗糙,菌斑再次附着,通过牙面抛光对 SRP 后根面轻微的损伤进行修整,使其变得光滑。但较深的牙周袋底的根面很难进行抛光,因此正确地进行根面平整是非常重要的。此外,要注意暴露的根面在牙面抛光时易造成磨耗,为预防牙齿敏感和牙面龋坏,抛光后应进行涂氟。

(三)冲洗

存在较深的牙周袋和根分叉病变时,SRP 后的牙周袋内很可能残留牙石碎片、病理性牙骨质或抛光膏。因此需要通过牙周袋内冲洗去除此类污垢(图Ⅲ-1-56),进而提高治疗效果。通过冲洗的药物(主要成分为聚乙烯吡酮磺的 0.25% 异戊酸等)(图Ⅲ-1-57)和超声洁治器的共同使用,不仅可以清除牙周袋内残留物,还可破坏生物膜、减少革兰氏阴性厌氧菌等。使用前,应确认超声洁治器的禁忌证、药物过敏等。冲洗牙周袋后,也可以向牙周袋内注入抗生素类药物。

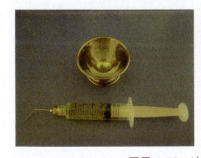 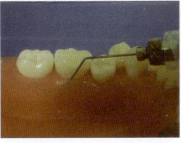 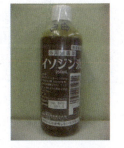

图Ⅲ-1-56 冲洗和相关用物   图Ⅲ-1-57 异戊酸

(黄燃丽 译,李静文 审校)

第五节　牙周手术

SRP结束后,重新评估牙周状况。若评估时出现探诊深度在4mm以上、探诊时出血、牙周解剖学形态异常、牙菌斑控制困难引起牙周炎复发,以及存在审美障碍及妨碍牙体修复等情况,则应根据需要进行牙周手术治疗。口腔卫生士需要掌握手术目的、必要性以及规范流程等,以提高诊疗效率。

一、配合要点

(一)术前

配合各种牙周手术的检查时,与口腔科医生事先确认术式,并对器械、材料进行检查。为缓解患者的不安和疑问,应事先作好充分说明。以保证患者身体和心理状态适应手术。

(二)术中

1. 器械、材料的准备

器械、材料要按适当顺序排列,便于术中使用,可在拍照后按图排列。另外,要充分预防感染,尽量使用一次性物品。

2. 术中的护理

①术野的确保

理解各种术式,使手术能够安全、顺利地进行。适当的照明不应妨碍手术医生的动作,注意使用外科吸引器迅速清除血液和唾液。

②器械的传递

处理使用过的器具时应谨慎拿取,器械交接中传递手术刀、注射针头等尖端锐利的器具时,避免发生针刺伤。去除附着在器具上的血液时,要先用氧化物浸泡。

3. 考虑患者的身体状况变化

术者在术中注意力集中在患者的口腔内,特别是在进行注射麻醉时,要仔细观察患者的脸色和表情变化,并迅速应对,必要时及时与患者交流。使用孔巾时,由于观察不到患者的脸色和表情,需要与患者频繁对话确保其安全。

4. SRP的效果评估

在瓣膜等牙周手术中,剥离牙龈后,可直视牙龈边缘下的根面情况,此时是SRP效果自评估的重要时机。口腔卫生士在进行配合时,也能通过观察是否有残留牙石和根部的粗糙程度,提高SRP技术。

（三）术后

1. 术后说明

①术后遵医嘱服用处方药。

②避免过激的运动、劳动、饮酒、长时间沐浴，保持安静。

③手术后可能会发生轻度出血、疼痛、肿胀，如未改善，要及时就诊。

④尽量不要接触手术部位。

⑤手术后牙龈退缩，有可能发生牙本质过敏的现象。

2. 术后口腔清洁指导

①刷牙时避开手术部位，充分清洁其他部位，避免感染。

②使用牙周塞治剂时要避免食用硬的食品和黏着性强的食品，饭后要清理干净，避免食物残留。

③必要时使用漱口液。

二、牙周手术的用物准备

（一）牙周手术的常规流程

在牙周手术中，会使用各种器械、材料，但各手术均涉及以下操作流程，必须预先备齐相应的器械。

1. 术野的消毒（图Ⅲ-1-58）

口腔内清洁消毒

［用物准备］一套消毒用具（口腔检查器、外科吸引器、棉球、棉卷、纱布、聚维酮碘）

2. 局部麻醉（图Ⅲ-1-59）

进行手术部位的表面麻醉及浸润麻醉。

［用物准备］一套局部麻醉用器械（卡局式注射器、专用注射针头、卡局芯式麻醉剂）。

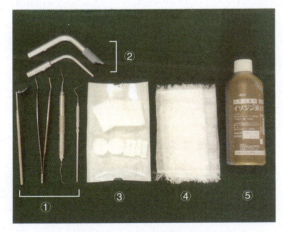

图Ⅲ-1-58　一套消毒用具
①口腔检查器，②外科吸引器，③棉球、棉卷，
④纱布，⑤聚维酮碘

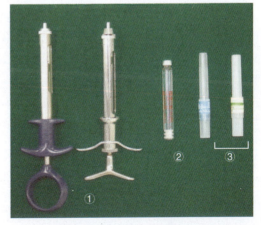

图Ⅲ-1-59　局部麻醉器械一套
①卡局式注射器，②专用注射针头，③卡局芯式麻醉剂

3. 冲洗（图Ⅲ-1-60）

用生理盐水清洗术野，确认残余牙石、肉芽组织。

［用物准备］一套冲洗用器械、材料（药杯、冲洗器、强吸引器、弱吸引器、生理盐水）。

4. 牙周塞治剂（图Ⅲ-1-61）

覆盖术区，保持术区干燥。

［用物准备］一套牙周塞治用器械（牙周塞治剂材料、调拌纸板、调拌刀、凡士林）。

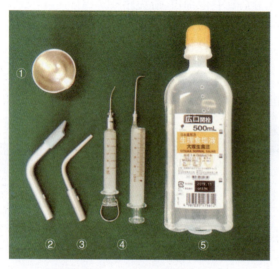

图Ⅲ-1-60　一套冲洗用器械、材料
①药杯，②冲洗器，③强力吸引器，④弱吸引器，
⑤生理盐水

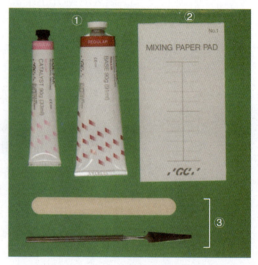

图Ⅲ-1-61　牙周塞治用器械一套
①牙周塞治剂材料，②调拌纸板，③调拌刀

（二）牙周袋搔刮术（表Ⅲ-1-8；图Ⅲ-1-62）

目的是为去除牙根表面附着的菌斑、牙石和病变牙骨质，同时清除牙周袋内壁的炎性肉芽组织，使牙根表面保持光滑，促进牙龈组织形成新的附着，减少牙周袋的形成。

表Ⅲ-1-8　牙周袋搔刮术的术式和器械

术式	内容	用物
①消毒术野	口腔内消毒	一套消毒用具
		口腔检查器
		外科用吸引器
		棉球
		棉卷
		纱布
		聚维酮碘

术式	内容	用物
②局部麻醉	进行手术部位的表面麻醉和浸润麻醉	一套局部麻醉器械 表面麻醉 卡局式注射器 专用注射针头 卡局芯式麻醉剂
③SRP	去除牙结石以及进行SRP	刮治器一套
④牙周袋内搔刮	去除牙周袋内壁上皮和炎性肉芽组织	刮治器一套
⑤冲洗	生理盐水冲洗术野,确认无残余牙石、肉芽组织	一套冲洗用器械、材料 冲洗器 药杯 生理盐水
⑥牙周塞治剂	放置牙周塞治剂,保持创面干燥	牙周塞治用器械一套 牙周塞治剂 调拌纸板 调拌刀 凡士林

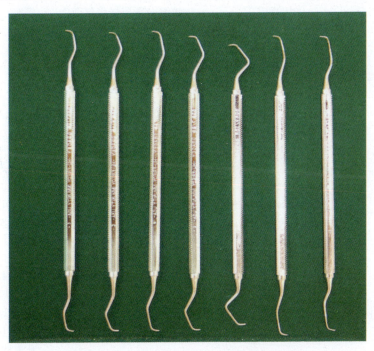

图Ⅲ-1-62　牙周袋搔刮术的使用器械刮治器

（三）新附着术（ENAP）（表Ⅲ-1-9；图Ⅲ-1-63）

切除牙周袋内壁的上皮组织和炎症性肉芽组织，并进行SRP，目的是消除牙周袋。

表Ⅲ-1-9 新附着术的术式和器械

术式	内容	用物
①消毒术野	口腔内消毒	一套消毒用具 口腔检查器 外科用吸引器 棉球 棉卷 纱布 聚维酮碘
②局部麻醉	进行手术部位的表面麻醉和浸润麻醉	一套局部麻醉器械 表面麻醉 卡局式注射器 专用注射针头 卡局芯式麻醉剂
③标记牙周袋底位置	为了使手术切口与牙周袋底部一致，在牙龈外侧做标记	Cran-Kaplan牙周袋标记器
④切开	从龈缘向牙周袋底部做内斜切口	手术刀（No.15、No.15C、No.12D等）
⑤去除牙周袋内壁的肉芽组织	切开牙龈后，在牙齿根部行SRP，去除炎性的肉芽肿	刮治器一套
⑥冲洗	用生理盐水冲洗手术区域，确认无残余的牙石、肉芽组织	一套冲洗用物 冲洗器 药杯 生理盐水
⑦缝合	修整牙龈，使其贴合牙根面，并缝合	缝合用器械一套 持针器、缝合针、缝合线、齿镊、外科剪
⑧牙周塞治剂	放置牙周塞治剂，保持创面干燥	牙周塞治剂用物 牙周塞治剂 调拌纸板 调拌刀 凡士林

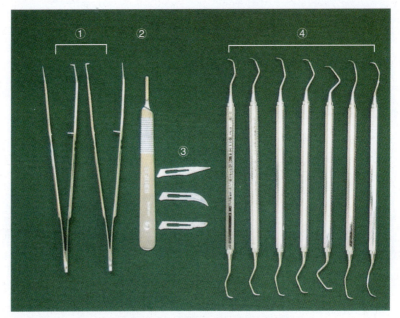

图Ⅲ-1-63　新附着术的使用器械

①Cran-Kaplan 牙周袋标记器,②刀柄,③刀片,④刮治器

（四）牙龈切除术（表Ⅲ-1-10；图Ⅲ-1-64）

目的是为减少和去除假性牙周袋或浅的骨上型的真性牙周袋。在进行切除之后,进行 SRP,确认牙周袋消失,恢复牙龈的正常形态。

表Ⅲ-1-10　牙龈切除术的术式及用物准备

术式	内容	用物
①消毒术野	口腔内消毒	一套消毒用具 口腔检查器 外科用吸引器 棉球 棉卷 纱布 聚维酮碘
②局部麻醉	进行手术部位的表面麻醉和浸润麻醉	一套局部麻醉器械 表面麻醉 卡局式注射器 专用注射针头 卡局芯式麻醉剂
③标记袋底位置	为了使手术切口与牙周袋底部一致,在牙龈外侧做标记	Cran-Kaplan 牙周袋标记器

术式	内容	用物
④切开	外斜切口切开牙龈	手术刀（No.15、No.15C、No.12D 等）
⑤切除牙龈和肉芽组织	切除牙龈和炎性的肉芽组织	刮治器一套 齿镊
⑥牙根面的 SRP	进行牙根部的 SRP	刮治器一套
⑦修整牙龈 →⑥,⑦的顺序有时也会颠倒	用组织剪修剪创缘	组织剪 齿镊 高速手机 钻针
⑧冲洗	用生理盐水冲洗手术区域,确认无残余的牙石、肉芽组织	一套冲洗用物 冲洗器 药杯 生理盐水
⑨牙周塞治剂	放置牙周塞治剂,保持创面干燥	牙周塞治剂用物 牙周塞治剂 调拌纸板 调拌刀 凡士林

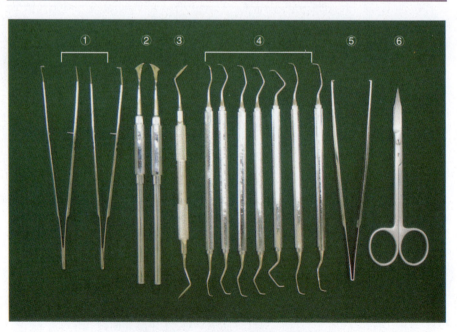

图Ⅲ-1-64　牙龈切除术的使用器械

①Cran-Kaplan 牙周袋标记器,②Kirkland 刀,③Orban 刀,④刮治器,⑤齿镊,⑥组织剪

（五）翻瓣术（FOP）（表Ⅲ-1-11；图Ⅲ-1-65）

该手术的目的是：用手术刀切开牙周袋的内壁，将龈瓣从牙槽骨剥离，在观察病变部位的同时进行SRP和牙槽骨修整，达到消除牙周袋或使牙周袋变浅的目的。使术后口腔卫生清洁效果获得改善。

表Ⅲ-1-11　翻瓣术的术式及用物准备

术式	内容	用物
①消毒术野	口腔内消毒	一套消毒用具 口腔检查器 外科用吸引器 棉球 棉卷 纱布 聚维酮碘
②局部麻醉	进行手术部位的表面麻醉和浸润麻醉	一套局部麻醉器械 表面麻醉 卡局式注射器 专用注射针头 卡局芯式麻醉剂
③切开	行内斜切口切开	手术刀（No.15、No.15C、No.12D等）
④剥离牙龈	剥离牙龈，翻瓣	骨膜剥离器 牙龈分离器
⑤去除牙周袋内壁和骨缺损部位的炎性肉芽组织	去除牙石及炎性肉芽组织	一套刮治器
⑥SRP	行牙齿根部的SRP	一套刮治器
⑦必要时进行骨修整手术	牙齿缺损或牙槽骨有形态异常时，进行牙槽骨修整手术	骨凿 高速手机 钻针 生理盐水
⑧牙龈整塑	整修牙龈，必要时用组织剪切除牙龈组织	组织剪
⑨冲洗和止血	用生理盐水冲洗手术区域，确认无残余的牙石、肉芽组织	一套冲洗用物 冲洗器 药杯 生理盐水

术式	内容	用物
⑩缝合	在覆盖牙槽骨的适当位置缝合牙龈	缝合用器械一套 持针器、缝合针、缝合线、齿镊、外科剪
⑪牙周塞治剂	放置牙周塞治剂,保持创面干燥	牙周塞治剂用物 牙周塞治剂 调拌纸板 调拌刀 凡士林

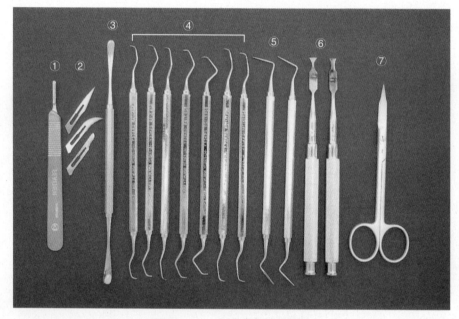

图Ⅲ-1-65　翻瓣术的使用器械
①手术刀柄,②刀片,③骨膜剥离器,④刮治器,⑤Sugarman 牙周用刀,⑥骨凿,⑦组织剪

(六)引导性组织再生术(GTR)(表Ⅲ-1-12;图Ⅲ-1-66)

利用人工保护膜来弥补牙槽骨缺损部分,从而促进被破坏的牙周组织再生。

表Ⅲ-1-12　引导性组织再生术(GTR)的术式及用物准备

术式	内容	用物
①消毒术野	口腔内消毒	一套消毒用具 口腔检查器 外科用吸引器 棉球 棉卷 纱布 聚维酮碘

术式	内容	用物
②局部麻醉	进行手术部位的表面麻醉和浸润麻醉	一套局部麻醉器械 表面麻醉 卡局式注射器 专用注射针头 卡局芯式麻醉剂
③切开	为了充分保存龈乳头组织，进行龈沟内切开	手术刀（No.15、No.15C、No.12D等）
④剥离牙龈，形成牙龈瓣	同牙龈翻瓣术一样，完全剥离牙龈	骨膜剥离器 牙龈分离器
⑤去除牙周袋内的肉芽组织碎片	去除肉芽组织，进行SRP	刮治器一套 刮匙 镊子
⑥屏障膜的调整、塑形	根据骨缺损的情况调整屏障膜的大小	
⑦屏障膜的固定和缝合		组织剪 持针器 缝合针 缝合线（可吸收、不可吸收）
⑧牙龈瓣的缝合	在适当的位置缝合牙龈瓣膜	缝合用器械一套 持针器、缝合针、缝合线、齿镊、外科剪

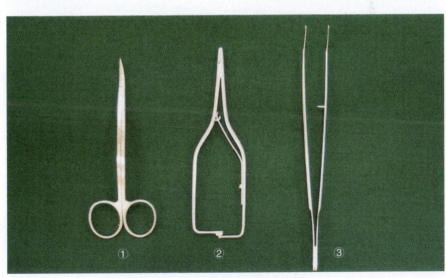

图Ⅲ-1-66　引导性组织再生术的使用器械
①直剪，②持针器，③缝合用组织镊

（七）釉基质蛋白衍生物（EMD）再生术（表Ⅲ-1-13）

EMD 在牙齿发育期诱导附着器官形成，以来自牙胚的釉基质蛋白作为主要成分，对附着丧失的牙根面产生诱导，促进无细胞牙骨质的形成，从而促进牙周组织的再生。

表Ⅲ-1-13　EMD 再生术的术式及用物准备

术式	内容	用物
①消毒术野	口腔内消毒	一套消毒用具 口腔检查器 外科用吸引器 棉球 棉卷 纱布 聚维酮碘
②局部麻醉	进行手术部位的表面麻醉和浸润麻醉	一套局部麻醉器械 表面麻醉 卡局式注射器 专用注射针头 卡局芯式麻醉剂
③切开	为了充分保存龈乳头组织，进行龈沟内切开	手术刀（No.15、No.15C、No.12D 等）
④剥离牙龈，形成牙龈瓣	同牙龈翻瓣术一样，完全剥离牙龈	骨膜剥离器 牙龈分离器
⑤去除牙周袋内的肉芽组织碎片	去除肉芽进行 SRP	刮治器一套 刮匙 镊子
⑥牙根面的处理	彻底冲洗术野后，用 EDTA 或 36% 的正磷酸凝胶处理根面	生理盐水 EDTA 36% 的正磷酸凝胶
⑦涂抹 EMD	将 EMD 注入缺损区内，完全覆盖裸露根面	EMD 凝胶
⑧缝合龈瓣	在适当的位置缝合牙龈瓣膜	缝合用器械一套 持针器、缝合针、缝合线、齿镊、外科剪

（八）牙周成形术（牙龈、牙槽骨黏膜形成术）（表Ⅲ-1-14）

为了美观性修复及控制牙周病的发展，努力改善牙龈、牙槽黏膜的形态，创造更好的口内环境。主要包括：①系带修整术；②侧向转位瓣术；③冠向复位瓣术；④根向复位瓣术；⑤游离龈移植术；⑥上皮下结缔组织移植术。

表Ⅲ-1-14　牙周成形术（牙龈、牙槽骨黏膜形成术）的术式及用物准备

术式	内容	用物
①消毒术野	口腔内消毒	一套消毒用具 口腔检查器 外科用吸引器 棉球 棉卷 纱布 聚维酮碘
②局部麻醉	进行手术部位的表面麻醉和浸润麻醉	一套局部麻醉器械 表面麻醉 卡局式注射器 专用注射针头 卡局芯式麻醉剂
③受区准备	在角化牙龈和牙槽黏膜的边界进行横向切割	手术刀（No.15、No.15C、No.12D 等） 骨膜剥离器 镊子
④游离龈组织的采集和调整	采集与受区大小一致的游离龈组织，并进行调整	手术刀（No.15、No.15C、No.12D 等） Kirkland 刀
⑤受区止血		纱布
⑥游离龈组织的移植和缝合	将游离龈组织移植至受区创面并缝合	缝合用器械一套 持针器、缝合针、缝合线（可吸收、不可吸收）、齿镊、外科剪
⑦牙周塞治剂	放置牙周塞治剂，保持创面干燥	牙周塞治剂用物 牙周塞治剂 调拌纸板 调拌刀 凡士林

三、牙周塞治剂的使用

牙周塞治剂是用于牙周手术后的一种特殊敷料，分为含丁香油和不含丁香油两类。丁香油有消炎、镇痛的作用，但其对创面的刺激性和桉树特有的药物气味容易引起患者不适，现在几乎不再使用。

不含丁香油的塞治剂是将两种膏体混合后使用，一管含氧化锌、油脂、胶类及制霉菌素等混合物，另一管含不饱和脂肪酸和抑菌剂。

（一）牙周塞治剂的目的

①保护创面

②创面止血

③阻隔外来刺激

④固定龈瓣

⑤防止牙齿敏感

⑥防止患牙松动

⑦保护新生肉芽

⑧防止新生肉芽组织过度生长

（二）牙周塞治剂（不含丁香油类）（图Ⅲ-1-67①）的使用方法

①在调拌纸板上准备等长的两种制剂（图Ⅲ-1-67②）。

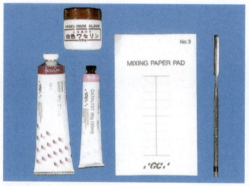 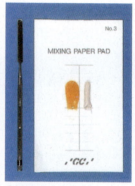

①牙周塞治剂用物　　　　　　　　　②计量取等长量

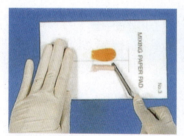 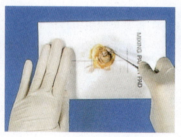

③调拌至色调均匀

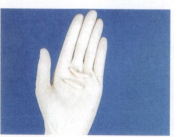 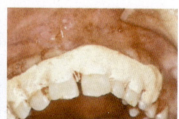

④捏成棒状　　　　　⑤分为颊舌侧2根　　　　　⑥覆盖牙周塞治剂

图Ⅲ-1-67　牙周塞治剂的调拌顺序

②使用调拌刀混合 30~45s,使色调均匀(图Ⅲ-1-67③)。

③混合后 2~3min 黏着性下降,呈不黏手指的可成形状态。在戴手套的手指上涂抹凡士林或用水浸湿,然后根据伤口大小捏成 2 根棒状,准备颊侧和舌侧使用(图Ⅲ-1-67④,⑤)。

④轻压放置牙周塞治剂以保护创口(图Ⅲ-1-67⑥)。

⑤在牙间隙内挤压塞治剂以塑形,此时医生可操作时间为 10~15min,最终硬化大约需 20min。

⑥术后约 1 周去除塞治剂,也可根据创面状态延长放置时间。

（三）放置时的注意事项

为了确保强度,防止脱落,牙周塞治剂需有适当的厚度,但是过厚会压迫口底引起不适。另外,在邻近咬合面、前牙的切端、牙槽黏膜和系带等部位易脱落。

（四）对患者的指导

①说明牙周塞治剂的使用目的(防止出血和感染,保护创面不受外来刺激)。

②约 1 周以后去除,必要时延长时间。

③手术部位只进行咬合面的清洁,其余牙正常清洁,并使用漱口水,保持口腔清洁。

④口内有塞治剂时,避免食用过黏、过硬和过热的食品。

⑤口内有塞制剂时,出现疼痛或脱落时尽快来医院就诊,不适随诊。

（李文文　译,迟晓培　审校）

第六节　口腔功能恢复治疗

口腔功能恢复治疗包括咬合治疗、直接和间接修复、牙周再生、牙周正畸治疗、种植治疗的综合性治疗,牙槽骨吸收导致牙齿松动的固定治疗,重度牙周炎导致牙列缺损的修复治疗,以及以恢复口腔功能为目的的正畸治疗。

一、口腔卫生士在调𬌗治疗中的工作内容

调𬌗治疗是指为了消除咀嚼运动时的早接触、𬌗干扰等创伤性咬合,确立稳定的咬合关系,以减轻由于创伤性咬合引起的牙周组织破坏,从而改善牙周病变。咬合功能检查采用咬合纸、咬合蜡片、𬌗记录硅橡胶等,多数情况下使用咬合纸检查、标记早接触点。咬合纸有多种尺寸、形态及厚度,应根据检查目的进行准备。牙齿咬合面早接触点的检查应准备一种颜色的咬合纸,对于前伸𬌗及侧方𬌗检查应准备两种颜色的咬合纸。调𬌗治疗使用的牙科手机钻针有金刚砂车针、白砂石磨头、绿砂石磨头、抛光用硅粒子磨

头等（图Ⅲ-1-68①，②）。调𬌗治疗时，应及时调整灯光，保持术野明亮，多次使用咬合纸时应注意及时更换破损的咬合纸（图Ⅲ-1-68③），必要时用吸引器和三用枪保持检查部位的干燥。

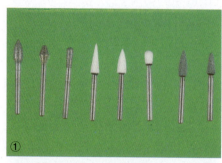
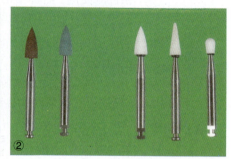
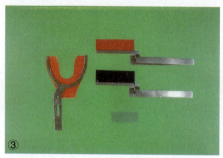

图Ⅲ-1-68　调磨车针及调整咬合用物
①高速手机用；②低速手机用；③咬合纸与咬合纸夹持器

二、口腔卫生士在牙周 - 正畸治疗中的工作

　　牙周 - 正畸治疗是指对牙列不齐、错𬌗畸形的牙周病患者进行的正畸治疗。在治疗中，此类正畸治疗多数是局部正畸。其目的包括更好地进行菌斑控制、消除牙齿位置异常、牙列不齐导致的𬌗创伤。此外，牙周 - 正畸治疗还可改善面部美学及发音问题。口腔卫生士在牙周 - 正畸治疗中除了完成治疗配合外，还应对可摘戴的活动矫治器的使用方法及清洁方法进行宣教，并掌握患者使用的情况。牙周 - 正畸治疗使得口腔清洁变得困难，在此期间龋齿和牙周病的预防非常重要。为此，有必要进行有效的自我护理指导和定期的专业护理。特别是牙周 - 正畸治疗中，除了牙刷之外，还应使用符合患者情况的辅助清洁用具，并指导患者作好矫治器周围的清洁。此外，牙周 - 正畸治疗结束，牙列和咬合状态改善之后，继续进行口腔卫生士的专业护理也是必不可少的。

第七节　维护治疗及牙周支持治疗（SPT）

一、维护治疗及 SPT 的重要性

维护治疗及 SPT 为牙周治疗的一个环节,是牙周组织通过牙周治疗恢复健康后,继续维持其健康的不可或缺的环节。

牙周病是由细菌引起的疾病,如果牙周治疗后不能维持良好的菌斑控制,有可能导致牙周病的复发和加重。然而,牙周治疗后,牙龈萎缩处以及修复治疗处难以维持良好的菌斑控制,必须定期复查以确认患者的菌斑控制情况,对菌斑控制不良处必须进行专业护理。另外,为了维持口腔健康,除了定期的专业护理,患者自身菌斑控制的持续进行也十分重要,因此有必要对患者进行持续健康指导,从而使患者长期保持菌斑控制的依从性和主观意愿。

牙周病不仅是由菌斑中细菌引起的炎症性疾病,也是由身体状况及生活习惯导致的生活习惯病。因此,维护治疗和 SPT 在口腔检查的同时也要了解患者的全身状况及生活习惯,评估危险因素,从而进行必要的改善指导。

综上所述,口腔卫生士通过维护治疗、SPT,结合患者口腔情况,对患者进行整体评估与健康支持是十分重要的。

二、维护治疗及 SPT 的流程

维护治疗、SPT 是在充分掌握患者初诊口腔状况、治疗经过、最近一次就诊口腔状况的基础上,为了进一步了解现状而进行的再评估检查。根据检查结果,结合口腔医生的诊断及口腔卫生士的判断,制订 SPT 计划。总之,不是千篇一律的进行牙齿研磨和菌斑染色指导,而是根据迄今为止的治疗情况、治疗过程评价以及来院复诊时的检查结果,来确定哪个牙位需要进行怎样的处理。

为了在有限的时间内完成准确的检查和处理,口腔卫生士必须提前掌握 SPT 的流程（图Ⅲ-1-69）。

三、现况检查及评估

SPT 检查时,应按照初诊及复诊的检查项目进行,即口腔检查、菌斑控制检查、牙周病检查、全身状态及用药情况问诊。这些检查应采用同样的标准进行,从而可以比较患者不同阶段状态的变化;并且还可在患者更换口腔卫生士时,帮助下一位口腔卫生士了解整个治疗过程中患者的情况。

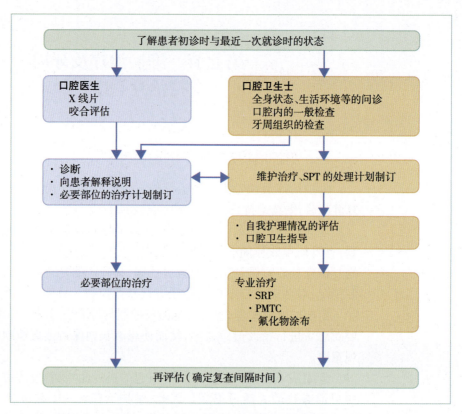

```
        了解患者初诊时与最近一次就诊时的状态

口腔医生                      口腔卫生士
  X 线片                       全身状态、生活环境等的问诊
  咬合评估                     口腔内的一般检查
                             牙周组织的检查

·诊断                         维护治疗、SPT 的处理计划制订
·向患者解释说明
·必要部位的治疗计划制订

                             ·自我护理情况的评估
                             ·口腔卫生指导

必要部位的治疗                专业治疗
                             ·SRP
                             ·PMTC
                             ·氟化物涂布

            再评估（确定复查间隔时间）
```

图Ⅲ-1-69　维护治疗及 SPT 的流程

（一）了解全身状况

通过问诊，了解患者从上次 SPT 到本次就诊期间，全身状况有无发生改变，目前健康状况如何，最近罹患的疾病，以及服药情况等。特别是糖尿病与牙周病关系密切，因此应持续控制糖尿病的病情与炎症（参见第 135 页）。对于糖尿病患者，每次就诊都应问诊并记录其糖化血红蛋白及血糖值的控制情况和药物服用情况。此外，在长期的 SPT 过程中，患者有可能会步入老龄阶段，因此要注意老龄化带来的慢性疾病及相关药物服用等情况。为了充分了解患者的全身状况，接诊时观察患者的面色及外观也非常重要。以开放式提问的方式询问生活环境及全身状况，例如"近来还好吗"，也有助于发现及确认更多事情。

（二）口腔的一般检查

进行龋齿、修复体缺损、牙齿磨耗等硬组织及颊黏膜、牙龈、舌部等软组织检查。硬组织的检查中，特别要注意牙周治疗后牙龈萎缩部位的根面龋。在软组织检查中，应注意形态及色泽的异常，任何疑似异常都应立即报告给口腔科医生（在这种情况下，口腔卫生士尽量避免进行病情解释）。

如果发现有口腔干燥症，不仅要进行菌斑控制，还应进行唾液量测定及口腔保湿等。

（三）牙周组织的检查

牙周组织视诊后，对牙齿表面进行探诊，检查有无牙周袋、有无探诊出血、附着水平、有无牙石沉积、根面状态及根分叉病变。其中探诊出血尤为重要，有报道指出，在 SPT 中有出血的部位比没出血的部位附着丧失的可能性更高。结合探诊和 X 线片检查，可以辅助判断牙槽骨形态、牙根的形态等肉眼无法直接评估的结构，因此拍摄 X 线片和读片都非常必要。X 线检查对邻面龋及根尖病变等的检查非常有效，因此在诊疗中认为有必要的情况下，以及急性症状发作的情况下，应遵医嘱拍摄 X 线片。由于牙齿松动度可能会受到炎症及咬合的影响，因此医生要注意仔细检查咬合情况。

另外，检查患者的口腔卫生状况，可以评估患者的口腔自我护理是否有效进行。此时，还应注意检查菌斑的附着是否为患者就诊当日新沉积的，要与日常的菌斑控制进行相互印证的判断。

此外，必要时通过对牙周袋或唾液的细菌菌群测定进行风险评估，作为确定复诊间隔时间的依据。

四、维护治疗及 SPT 中口腔卫生士的职责

维护治疗及 SPT 中，除了评估患者自我护理情况外，还应根据之前的检查确定需要治疗的部分，然后给予牙周基础治疗（SRP）、PMTC、氟化物涂布等治疗措施。另外，如果出现新发龋齿及牙周病复发，应由口腔科医生进行诊断及治疗。

（一）健康指导

菌斑控制需要患者的自我护理与口腔专业治疗相结合。在 SPT 期间，每天都应进行自我护理，以防止牙周病复发。因此，有必要通过口腔菌斑附着情况及牙周检查结果对患者自我护理状态进行专业评估，并给予患者健康指导，以帮助其将菌斑控制在可接受范围内。

此外，牙周病与生活习惯息息相关。牙医有必要了解患者的生活环境及饮食习惯，并针对其不良生活习惯中对牙周病造成的不良影响的风险因素，给予患者指导和建议。吸烟可对血液循环产生负面影响，易导致细菌感染，要对吸烟患者进行合理指导，劝其戒烟。糖尿病患者对细菌的抵抗力较低，会导致牙周炎复发及加重，因此 SPT 期间，应关注患者的糖尿病是否控制良好。

（二）牙周基础治疗（SRP）

牙周病之所以复发或急性发作，其原因是菌斑和牙石的再附着。因此要仔细探诊检查患者牙根表面，如果发现粗糙感，应判断存在牙结石，则应进行 SRP。SPT 期间的 SRP 与牙周基础治疗期间的 SRP 不同，由于牙石再次堆积以及炎症复发部位较为局限，这时进行 SRP 应避免损伤健康牙周组织，选择器械及 SRP 方法时应格外谨慎，同时应避免在自我护理良好且无炎症的部位进行过度 SRP，以免损伤牙齿及牙根表面。

（三）PMTC

对于无法进行自我护理的部位,为了防止炎症复发,可采用 PMTC 去除牙菌斑。PMTC 可以帮助患者感受到去除牙菌斑的状态,从而调动患者自我护理的积极性。此外,也可使用含氟的 PMTC 糊剂预防龋齿。PMTC 的目的是消除色素沉着,应注意在牙冠研磨时,不要伤害牙齿表面。

（四）氟化物涂布

术前附着丧失、牙槽骨吸收的部位,经过牙周治疗,会出现牙龈退缩,牙周袋变浅,患者的病情稳定。然而该类部位根面会暴露,增加患龋风险,因此应根据需求进行氟化物涂布。

（五）再治疗

根据复诊时牙周组织检查结果,在必要部位进行牙周病的再治疗。如果牙周组织检查结果显示,牙周袋变深,存在探诊出血,则可判断为牙周病复发,应强化菌斑控制,并进行 SRP 和牙周袋冲洗。如果存在咬合问题,则需要口腔医生进行调𬌗治疗,以改善咬合。

五、复诊

SPT 的间隔时间,取决于牙周治疗结束后牙周组织的状态、患者菌斑控制的情况以及牙周病患病风险高低等因素。牙周病的患病风险,是根据探诊出血牙位占比、牙周袋 4mm 以上点位数、全身及遗传因素以及是否吸烟等因素综合判断。通常在治疗结束一年内,可每三个月复诊一次,但非常重要的是,应根据菌斑控制的情况适当的增减复诊间隔。如果患者需要严格的管理,则可能需要每月进行一次复诊。

（马晓雯　译,迟晓培　审校）

第八节　诊室内器械及材料的管理

一、口腔诊疗的感染风险

口腔诊疗的感染风险,由治疗内容、患者口腔内的状况和全身状况决定。

牙周手术是出血性治疗,所以感染风险较高,治疗内容的分类见表Ⅲ-1-15、表Ⅲ-1-16。另外,除了外科手术,牙周其他治疗伴随出血的情况也很多,因此应制订高度危险口腔器械的应对措施,建议牙周手术用的手术刀和缝合针等器械和材料最好选用一次性的。

超声洁治或刮治时,诊疗室内会产生气溶胶,使用强力吸引器能够高效地吸除气溶胶,在防止患者和术者吸入的同时,还能缩小诊疗单元的污染范围。

表Ⅲ-1-15　治疗内容和感染风险

	治疗内容	风险	灭菌等级
牙周手术	出血性治疗	高风险	灭菌
牙周治疗	疑似出血性治疗	高风险	灭菌

表Ⅲ-1-16　附着有血液、体液、排泄物等感染性物质的处理

	目的	处理方法
预处理	一般不需要消毒剂,血液等凝固前迅速用流水清洗	手工清洗或使用自动清洗消毒机
终末处理	进行灭菌处理	高压蒸汽灭菌 环氧乙烷灭菌

二、牙周用器械的消毒、灭菌及管理

常规用物:刮治器、洁治器、牙周探针、超声手柄、超声洁治和刮治的工作尖以及牙周手术用器械都属于耐热器械,可进行高温高压蒸汽灭菌。不耐热的器械,可采用环氧乙烷灭菌、低温等离子灭菌或药液消毒(表Ⅲ-1-17)。器械的灭菌程序如图Ⅲ-1-70所示。

洁治器和刮治器以及牙周手术所用的手术刀等会因灭菌过程而导致生锈和切割性能的下降,应采取相应的保护措施。刮治器类的器械和外科用的器械应根据用途打包成套装进行消毒,进而提高工作效率。

表Ⅲ-1-17　灭菌法的特征和应用

	灭菌温度	灭菌时间	器械、材料的寿命	毒性	环境污染	应用
高压蒸汽灭菌法	121~134℃	10~50min	容易损坏	无	无	口腔器械和材料、金属类手术器械、亚麻类、纱布、玻璃制品、塑料制品(121℃)
环氧乙烷灭菌	40~60℃	2~24h	长	有(需要空气调节)	有	口腔器械和材料、缝合针、缝合线、塑料制品
低温等离子灭菌	45℃	75min	长	无	无	除容易吸附过氧化氢的纱布等纤维制品及液体外广泛适用于能够低温处理的口腔器械和材料

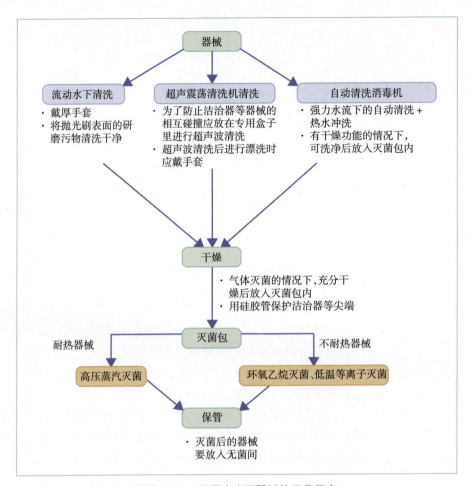

图Ⅲ-1-70 牙周治疗用器械的灭菌程序

三、磨锐

是指在不改变洁治器和刮治器刃缘形态的情况下获得锐利的剪切边缘而进行的操作。进行 SRP 时,锐利的洁治器和刮治器能够使操作更加精准,从而缩短治疗时间,减轻术者疲劳的同时还能减轻患者的不适感。以下是匙形刮治器磨锐的操作步骤示例。

(一)匙形刮治器的磨锐

1. 工作刃缘

以下是通用型刮治器和 Gracey 型奇数号刮治器工作刃缘的磨锐方法。

①左手以掌拇握式握住匙形刮治器,同时左臂贴紧腋窝不动以保持左手的稳定,或者将左手放在工作台上以保持稳定。

②将匙形刮治器的尖端朝向自己,工作面与地面平行(图Ⅲ-1-71)。由于匙形刮治器的外形屈曲(11/12#、13/14#),以颈部最下端的方向为基准考虑,注意磨锐时不要被刮治器屈曲的外形所影响。

③将磨石与刮治器的工作面成 90° 放置。

笔记
磨锐前,先在器械的刃部侧面用油性记号笔涂抹,用以确认磨石与器械的充分接触,保证磨锐效果。

④将磨石倾斜10°~20°,使之与刮治器的工作面成100°~110°(图Ⅲ-1-72)。

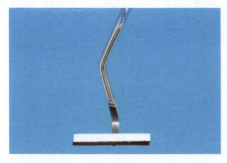

图Ⅲ-1-71 工作面与颈部最下端的方向
使工作面与地面平行,Gracey型的奇数号刮治器的颈部最下端指向11点的方向

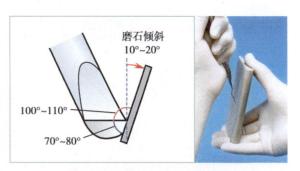

图Ⅲ-1-72 工作刃缘的磨锐角度

⑤将磨石上下移动2cm左右,从正上方往下看,刃缘以同一角度由磨石的底部移动到顶端(图Ⅲ-1-73),再由顶端移动到底部,往复研磨。

⑥有磨石泥浆出现,即停止操作。

磨锐时,由于从工作刃缘移行到尖端是有角度的,所以必须不断地调整磨石的方向以适应尖端的形态。另外,在磨锐通用型刮治器的

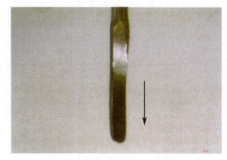

图Ⅲ-1-73 从正上方看刃缘

另一侧工作刃缘和Gracy型偶数号刮治器的工作刃缘时,应使刮匙的尖端反向背对着操作者进行磨锐。

2. 刃缘尖端
①匙形刮治器的尖端朝向3点方向,工作面与地面平行。
②先将工作面与磨石成90°放置。
③再将磨石向外倾斜45°,使磨石和刃缘尖端达到最佳的接触位点(图Ⅲ-1-74)。
④磨石沿着尖端的圆弧形进行上下2cm的磨锐(图Ⅲ-1-75)。
⑤磨石泥浆出现,即停止磨锐。

(二)磨锐后的检验

检测器械磨锐后的锐利程度,常用的方法有视觉检验法和触觉检验法。

1. 视觉检验法
在光线下观察变钝的器械时,刃缘处可以看到白色的线(图Ⅲ-1-76①),这是由于变圆钝的器械刃缘对光线反射形成的。相反,锐利器械的刃缘不反射光,因此看不到白色的线(图Ⅲ-1-76②)。

笔记
磨石泥浆磨锐时产生的碎屑和润滑油混合成的泥状物。当工作面有泥浆出现时说明磨锐有效,随着磨锐的进行,泥浆增多,当泥浆从工作面上流淌下来时表明磨锐已完成。

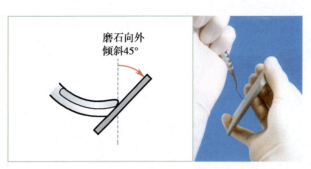

图Ⅲ-1-74　刃缘尖端的磨锐角度

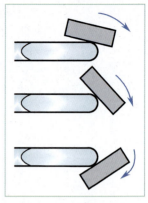

图Ⅲ-1-75　磨石沿着刃缘
尖端的圆弧型研磨

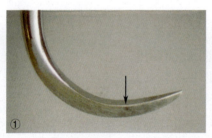

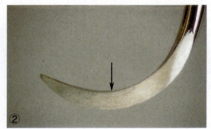

图Ⅲ-1-76　视觉检验法

①变钝的器械:沿工作刃缘有一条白色的线,②锐利器械:工作刃缘没有白色的线

2. 触觉检验法

一般选用塑料棒进行检验(图Ⅲ-1-77)。先将刮治器的颈部最下端和塑料棒处于平行的位置,然后将器械刃缘在塑料棒上轻轻向上拉动,锐利的器械工作刃会刻进塑料棒内,而钝的器械只能在塑料棒表面平滑地滑动,这种情况下需要再次磨锐。当然,不仅检验器械尖端的锐利度,还包括工作刃的中部和后部(图Ⅲ-1-78)。

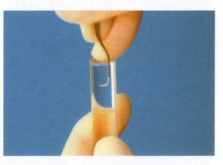

图Ⅲ-1-77　触觉检验法

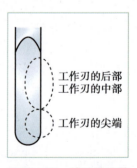

图Ⅲ-1-78　检验的位置

（张立超　译,安娜　审校）

参 考 文 献

1）勝山茂ほか監訳：ペリオドンタルインスツルメンテーション．医歯薬出版，東京，1994．

2）鴨井久一監修：別冊歯科衛生士　歯科衛生士のための歯周治療検査読本．クインテッセンス出版，東京，2003．

3）岡本浩監訳：Lindhe 臨床歯周病学とインプラント．第 3 版，クインテッセンス出版，東京，1999．

4）野村正子ほか編：ひとことじゃいえないモチベーション．医歯薬出版，東京，2000．

5）野口俊英編著：これで大丈夫！患者さんへの情報発信　歯周病と全身疾患．ヒョーロン・パブリッシャーズ，東京，2006．

6）五島雄一郎ほか監修：食事指導の ABC．日本医師会，東京，1993．

7）松本千明：医療・保健スタッフのための健康行動理論の基礎─生活習慣病を中心に─．医歯薬出版，東京，2002．

8）鴨井久一監修：喫煙とお口の健康　タバコの害を知ることが禁煙への近道：クインテッセンス出版，東京，2002．

9）池田雅彦ほか：成功する歯周病治療　歯科衛生士なにする？どうする？．医歯薬出版，東京，2004．

10）宮田隆監訳：ペリオドンタルメディスン．医歯薬出版，東京，2001．

11）竹内博朗ほか：臨床現場における唾液検査の位置づけと活用法を再考する．歯科衛生士，29（3），2005．

12）竹内冨貴子ほか：骨粗鬆症を防ぐ　カルシウムいっぱいの献立と料理 120 品．グラフ社，東京，2000．

13）上杉岳彦ほか：今後の活用が期待される食品新素材 I．光琳，東京，1997．

14）馬場茂明編著：フードガイドピラミッドによる糖尿病の食事指導マニュアル．第 2 版，医歯薬出版，東京，2002．

15）河野隆幸ほか：歯周病のリスクファクター②糖尿病．デンタルハイジーン，23（3），2003．

16）西川原総生ほか：歯周病のリスクファクター③喫煙．デンタルハイジーン，23（4），2003．

17）西崎統：ナース専科 BOOKS　検査値読み方マニュアル．ブレーンドットコム，東京，2001．

18）西村英紀：歯周病は糖尿病の進行促進因子である．日本歯科医学会誌，8-11（24），2005．

19）石井正敏：タバコをやめよう．砂書房，東京，2003．

20）松岡晃：喫煙と歯肉．医歯薬出版，東京，2003．

21）藤田恒太郎：歯の解剖学．金原出版，東京，1995．

22）吉江弘正ほか編：歯周病診断のストラテジー．医歯薬出版，東京，1999．

23）江澤庸博：一からわかるクリニカルペリオドントロジー．医歯薬出版，東京，2001．

24）石川烈ほか：歯科医のためのスケーリング，ルート・プレーニング．クインテッセンス出版，東京，2003．

25）申基喆ほか監訳：クリニカルペリオドントロジー．クインテッセンス出版，東京，2005．

26）鴨井久一ほか編：標準歯周病学．医学書院，東京，2005．

27）吉沼直人ほか：スケーリング，ルートプレーニングの基礎知識．歯界展望，99（1）：107-112，2002．

28）吉沼直人ほか：歯周組織診査．歯界展望，99（2）：349 – 353，2002．

29）吉沼直人ほか：SPT 時のスケーリング，ルートプレーニング（SRP）．歯界展望，100（6）：1293-1297，2002．

30）全国歯科衛生士教育協議会編：新歯科衛生士教本　歯科予防処置．第 2 版，医歯薬出版，東京，1999．

31）加藤久子：かとうひさこのプロフェッショナル・スケーリング・テクニック，医歯薬出版，東京，2001．

32) Serry Burns, R.D.H., M.S.：シェリーバンズのペリオ急行へようこそ！―非外科的歯周治療ガイド，医歯薬出版，東京，2004.

33) 内藤徹ほか：歯科衛生士による歯周メインテナンスのスタンダード．歯科衛生士，29（6）；23-31，2005.

34) 大住祐子：歯科衛生士のためのステップアップ！歯周治療．クインテッセンス出版，東京，2002.

35) 岡本浩監修：これ一冊でわかるサポーティブペリオドンタルセラピー．クインテッセンス出版，東京，1999.

36) 予防歯科臨床教育協議会編集：予防歯科実践ハンドブック．医歯薬出版，東京，2004.

37) 高江洲義矩編：コミュニケーション・行動科学．医歯薬出版，東京，2002.

38) ICHG 研究会編：感染予防対策と滅菌・消毒・洗浄．医歯薬出版，東京，2002.

39) 田口正博：チェアサイドのインフェクションコントロールガイドブック．デンタルダイヤモンド，東京，1999.

40) 日本糖尿病学会：糖尿病治療ガイド 2014-2015，文光堂，82 ～ 83，2014.

41) 稲垣幸司，永坂太郎，山本弦太，野口俊英：歯科と医科のクロストーク 医科歯科連携が重要な疾患 7）骨粗鬆症，ライフ・サイエンス，Vol.30 No11 2010.11：59 ～ 65．2011.

42) 稲垣幸司，大澤数洋，小澤佑介，別所 優，野口俊英：生活習慣病としての歯周病と全身疾患との関係，日本全身咬合学会誌，16（1）：1 ～ 22，2010.

43) Saito T. Shimazaki Y. Sakamoto M：Obesity and periodontitis. N Engl J Med. 339：482-483.

44) 西村英紀：歯周病と糖尿病及び糖尿病性合併症の関連性に関する基礎的・臨床的研究．日歯周誌，48：101 ～ 105，2006.

45) Chen YW, Umeda M, Nagasawa T, Takeuchi Y, Huang Y, Inoue Y, Iwai T, Izumi Y, Ishikawa I：Periodontitis may increase peripheral arterial disease. Eur Vasc Endovasc Surg, 35：153-158, 2008.

46) 沼部幸博，和泉雄一：歯科衛生士のためのペリオドンタルメデシン，デンタルハイジーン別冊 医歯薬出版，96-101，2009.

47) 藤原久義他：循環器病の診断と治療に関するガイドライン（2003-2004 年度合同研究班報告）禁煙ガイドライン．Circulation Journal，69（Suppl. Ⅳ）：1005 ～ 1103，2005.

48) 日本歯周病学会ガイドライン作成小委員会：歯周病の診断と治療の指針．医歯薬出版，4 ～ 5，2007.

49) 大森みさき，両角俊哉，稲垣幸司，横田誠，沼部幸博，佐藤聡，伊藤弘，王宝禮，上田雅俊，山田了，伊藤公一：喫煙の歯周組織に対する影響 ポジションペーパー（学会見解論文），日歯周誌，53（1）：40-49，2011.

50) 沼部幸博：歯周組織に対する喫煙の影響，日歯周誌，45（2）：133 ～ 141，2003.

51) U.S Department of Health and Human Services Treating tobacco use and dependence：2008 Update, http://www.ncbi.nlm.nih.gov/books/NBK12193/,Accessed for Oct 6, 2014.

52) Prochaska JO, Velicer WF.：The transtheoretical model of health behavior change. Am J Health Promot. 12（1）：38-48, 1997.

53) 日本口腔衛生学会編：平成 23 年歯科疾患実態調査報告，口腔保健協会，92，114．2013.

54) Lafaurie GI, Mayorga-Fayad I, Torres MF, Castillo DM, Aya MR, Baron A, Hurtado PA. Periodontopathic microorganisms in peripheric blood after scaling and root planning. J Clin Periodontol. 2007；34：873-9.

55) 全国歯科衛生士教育協議会監修：最新歯科衛生士教本 歯周疾患 - 歯周治療．医歯薬出版，東京，2013.

56) 全国歯科衛生士教育協議会編集：新歯科衛生士教本 歯周治療学．医歯薬出版，東京，2008.

57) 上田雅俊ほか編集：新歯科衛生士教育マニュアル 歯周病学．クインテッセンス出版．東京．2011.

58) 吉江弘正ほか編：第 2 版臨床歯周病学．医歯薬出版，東京，2014.

59) 和泉雄一ほか編集：第 2 版ザ・ペリオドントロジー．永末書店，京都，2014.

60) 木村英隆著：スーパーベーシックペリオドントロジー歯肉剥離術掻爬術と遊離歯肉移植術までを完全マスター．クインテッセンス出版．東京．2010.

61) 長谷川明著：新編臨床歯周外科学．クインテッセンス出版，東京，2001.

62) 鴨井久一ほか著：臨床でいかすための歯周外科エッセンス．クインテッセンス出版，東京，2007.

63) 若林健史ほか編著：見てわかる！実践歯周治療．医歯薬出版，東京，2006.

64) 日本歯周病学会編：歯周病の診断と治療の指針2007．医歯薬出版，東京，2007

65) 日本歯周病学会編：歯周病の検査・診断・治療計画の指針2008．医歯薬出版，東京，2009

66) Lang NP et al.：Bleeding on probing. A Predictor for the progression of periodontal disease. *J. Clin Periodontol*. 17：714, 1986.

67) 特定非営利法人日本歯周病学会編：歯科衛生士のための歯周治療ガイドブック．医歯薬出版，東京，2009.

68) Lang NP, Joss A, Orsanic T, Gusberti FA, Siegrist BE.：Bleeding on probing. A predictor for the progression of periodontal disease. *J. Clin Periodontol*, 1986 Jul; 13（6）：590-6

第一章　牙周治疗中口腔卫生士的职责